切らずに治す「アザ外来」

新生児から高齢者まで

アザに悩む方々へのメッセージ

監修

医療法人社団 慶光会　大城クリニック

院　長　**大城　俊夫** 医学博士

副院長　**大城　貴史** 医学博士

副院長　**佐々木 克己** 医学博士

生活情報研究会 編

取材協力

医療法人社団 慶光会 大城クリニック

日本医用レーザー研究所

はじめに
より健やかな人生を過ごすために

私たち「生活情報研究会」が〈安心して受けられる〝レーザー治療〟を知りたい〉という声に応えて『切らずに治す「傷あと外来」―レーザー治療でここまで治る』(現ごま書房新社)を刊行したのは二〇〇五年(平成一七年)のことです。

レーザー治療と言えば、脱毛、若返りなど美容皮膚科領域で行っている治療と思われがちですが、もともとはアザ治療から始まったということをみなさんはご存知でしょうか。日本で初めてレーザー治療が導入されたのは一九七五年、わずか四〇年の間にレーザー治療は〝標準的治療〟として定着し、形成外科や皮膚科のみならず整形外科、眼科や美容皮膚科など多くの診療科で使用されるようになりました。

このレーザーによるアザ治療を日本でいち早く導入したのが今回取材のご協力をいただいた「大城クリニック」です。一九七五年に設立されたレーザー治療の専門施設であり、以後四〇年にわたる歩みの中で、院長・大城俊夫先生を中心にレーザー治療の研究開発や臨床応用がなされてきました。

その結果、現在のアザに対するレーザー治療の確立とその他の領域への応用範囲の拡大が行われ、レーザー医療におけるトップレベルの専門施設として国内外から評価されています。

本書は前著『切らずに治す「傷あと外来」』の続編として、レーザー治療の専門の先生方に監修、ご協力をいただきアザの標準治療となったレーザー治療にスポットをあて「アザ治療」の実際と効果をより具体的にまとめたものです。

本書の刊行にあたっては、一般読者向けにわかりやすい具体的な内容と、専門性の高い正確な医学情報を明示し、アザ治療のみならずレーザー治療の総合的理解に役立つことを心がけました。

ご多忙のさなか、刊行までに様々なご指導と貴重な資料のご提供をいただきました大城俊夫先生、大城貴史先生、佐々木克己先生、そしてスタッフのみなさまのご協力に深く感謝いたします。

生活情報研究会

第1章 アザのこと、気にしていませんか？

第2章 〝光〟が医療用レーザーとして使われるまで

第3章

レーザーでいろいろな「アザ」が治った
―切らずに治せるレーザーによるアザ治療―

第4章

もっと知りたいレーザーによるアザ治療

第5章 様々な分野に応用されるレーザー治療

第1章

アザのこと、気にしていませんか？

アザ治療を終えられた患者さんのお母さんと先生へのインタビュー

こんなに簡単なら、もっと早く受けておけばよかった……。

友田（仮名）さんは、生まれたばかりの娘さんRちゃん（現在2歳）の「アザ」で、とても悩み、不安を抱えながらも、来院されました。治療を開始してから、完治まで順調な経過でした。

Rちゃんの初診は、生後7ヵ月目でしたが、レーザーによる治療を見た友田さんは、「こんなに簡単なら、もっと早く受けておけばよかった……」と思ったそうです。

その後の経過観察に来られた友田さんにお願いしてお話を伺ってみました。

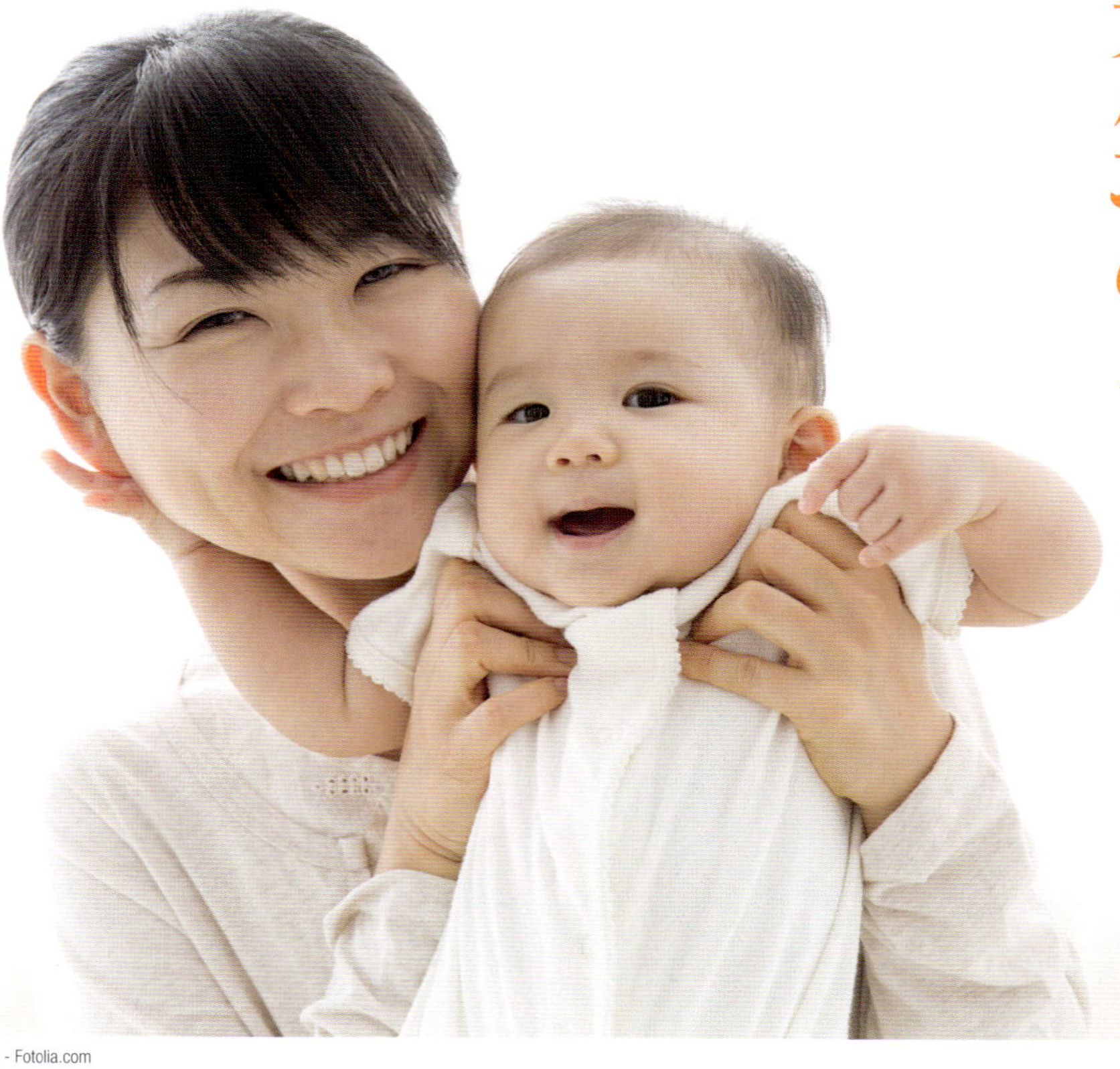

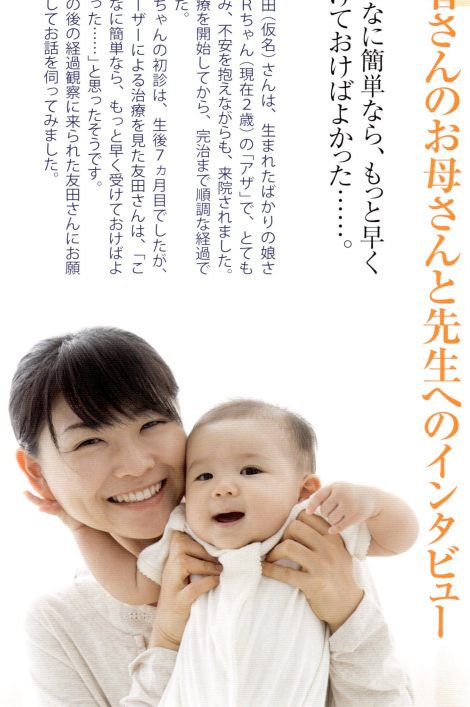

© taka - Fotolia.com
イメージ

レーザー治療では皮膚への過剰な刺激や負担は生じません

先生　Rちゃんのアザは、すっかりきれいになりましたね。もう、大丈夫ですよ。

友田　ありがとうございます。いまは、どのあたりにアザがあったのか、忘れてしまうほどです。母もとても喜んでいます。

先生　そうでしたね。初診の際は、おばあちゃんも付き添いでいらして。

どなたも、最初は心配ですから、ご主人が付き添いで来られたり、ご両親が来られたりする患者さんは多いですよ。

でも、レーザーによる治療は、施術時間も短く、痛みもほとんどありませんから、治療を受けた患者さんは、拍子抜けしたような表情で帰られますね(笑い)。

友田　Rは生まれて1カ月目に、おでこに小さなアザがあるのに気づいて、この子を出産した病院や近所の小児科にも行ったのですが、どちらも、あまり気にしないでいいですよ、ということでした。

主人が、インターネットでアザに関する治療を検索し、レーザー治療の大城クリニックのことを知って、受診してみようということになりました。

先生　Rちゃんのような「青アザ」は、先天性のもので放置しておいても消えないアザです。専門医でないと判断はむずかしいので、早めに診察を受けることが大切です。

友田　治療を始める前に、先生から「レーザー光は、皮膚にあたっても、ゴムでちょっとはじかれたような感触があるだけで、ほとんど痛みを感じません。」という説明を受け、とても安心しました。

先生　レーザー光をあてると、かすかに軽い炎症が残りますので、皮膚の炎症が回復するまで間隔をあけながら治療をしていきます。

Rちゃんの場合も、そうやって3カ月ごとに、慎重に対応しながら治療を進めてきました。

友田　治療の間隔も、無理なく日常の生活を続けながら病院に通えるので、とても楽でした。

それに、アザのあった場所に、傷あとが残ってしまうのではないかと心配していましたが、まったくわからないすべすべの肌になりました。

先生　皮膚への過剰な刺激や負担(治療痕・傷あと)は生じません。それが、レーザー治療の良さだと思います。

アザの治療開始が早ければ治療範囲も狭く治療期間も短くて済みます

友田　一番悩んだのは治療を受ける時期だったのです。
　私は、もう少し様子を見て、学童期に入って落ち着いてからにしようかと考えていました。
　ただ、夫はクリニックのホームページを見て、先生のおっしゃる「早いほうがいい」という言葉に動かされて判断したようです。

先生　そうですね。
　子どもの肌の特徴から考えると、治療の開始は早いほうが治療範囲も狭く、治療期間も短くて済みます。

友田　乳幼児のレーザー治療は生後何カ月くらいから行なうことができますか？

先生　生まれてすぐの治療も可能ですから、Rちゃんの初診が7カ月というのは少し遅いくらいです。
　本人が何も自覚がないときに適切な治療が行われますから、アザの存在に自分で気がつかないうちがベストです。
　もちろん幼児期でも大丈夫ですが、まわりの子どもたちから、からかわれたり、いじめの原因になったりもします。アザがあることで、心に傷を残すことになりかねません。

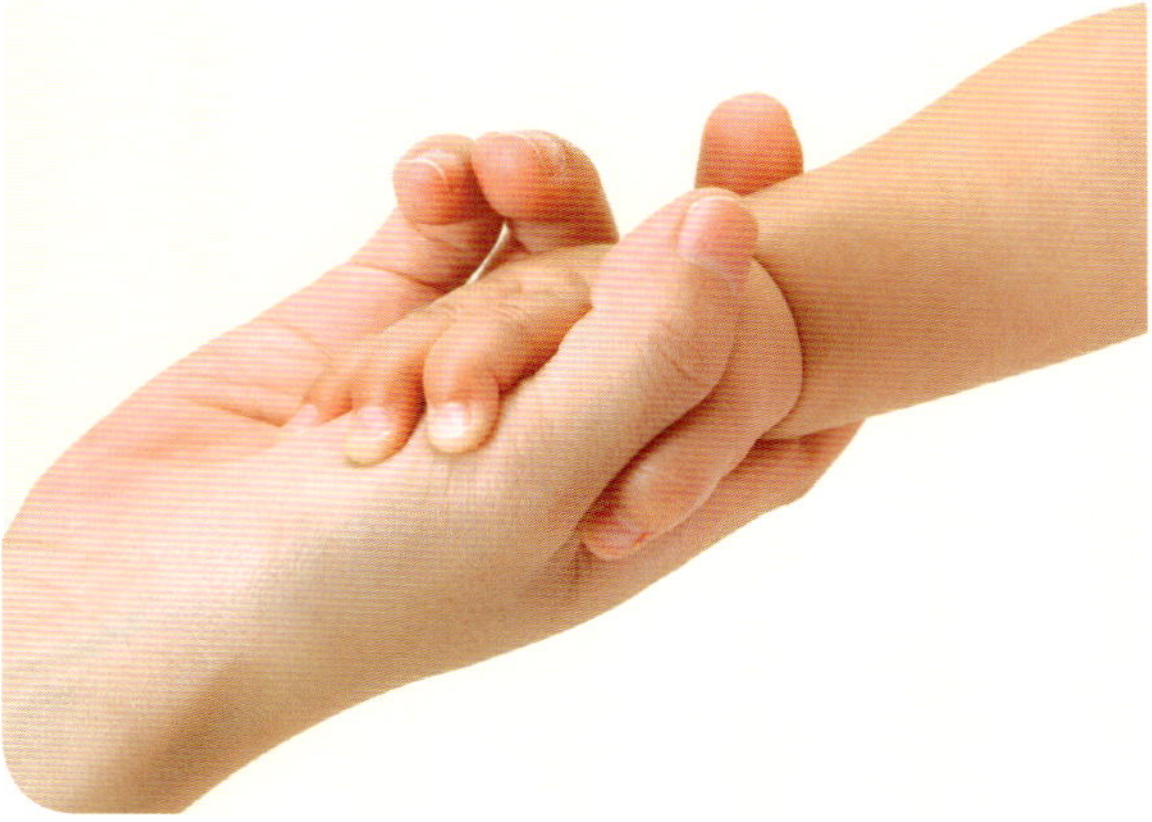

友田　そうですね。ハンディになりやすいですよね。それを主人も私もとても気にしていました。治療開始が早いと治療期間が短いというのも魅力ですね。

先生　やはり成長と共にアザも大きくなっていくことがありますから。
　「早期受診」と言うのはつまり、症状が軽いうちに対処しようということですね。

友田　乳幼児の頃にそのアザは「いつか消える」と言われても、結局消えなかった……となると、それまでの家族の心の負担というのも大きいですよね。夫も私もいつもハラハラして、気にしていましたから。

アザは体だけでなく心にも関わるデリケートな問題です

先生　学童期、あるいは思春期に入ってからアザが気になり始めたと言う方もいます。

他人の目を意識し始めるようになったことがきっかけで、治療を受ける気になったという心の悩みを持つ患者さんも多いようです。

アザの治療に遅いということはありませんが、できるだけ早めに治療を受けることが大切です。

友田　レーザー治療以前の治療法は外科手術ですか?

先生　そうです。

一言でいえば、患部を切除して皮膚移植などで埋め合わせしていたわけですから、当然、患者さんの負担は重くなり、そのうえ、傷あとが残ってしまいます。

友田　傷あとが残っては意味がないですね。地肌との差をなくしたいと言うのが、治療を受ける目的なのですから。

先生　しかし、時代が変わり、治療法も変わったことを知らずに、アザの治療を受けないでいる方も多勢いらっしゃるようですね。

友田　私たちのように、レーザー治療のことを知れば、アザも悩みも簡単に消えることがわかるのに。

先生　そのとおりですね。

レーザー治療を専門に行っている私たち医師も、レーザー治療技術の普及活動と啓蒙活動を積極的に行っているところです。

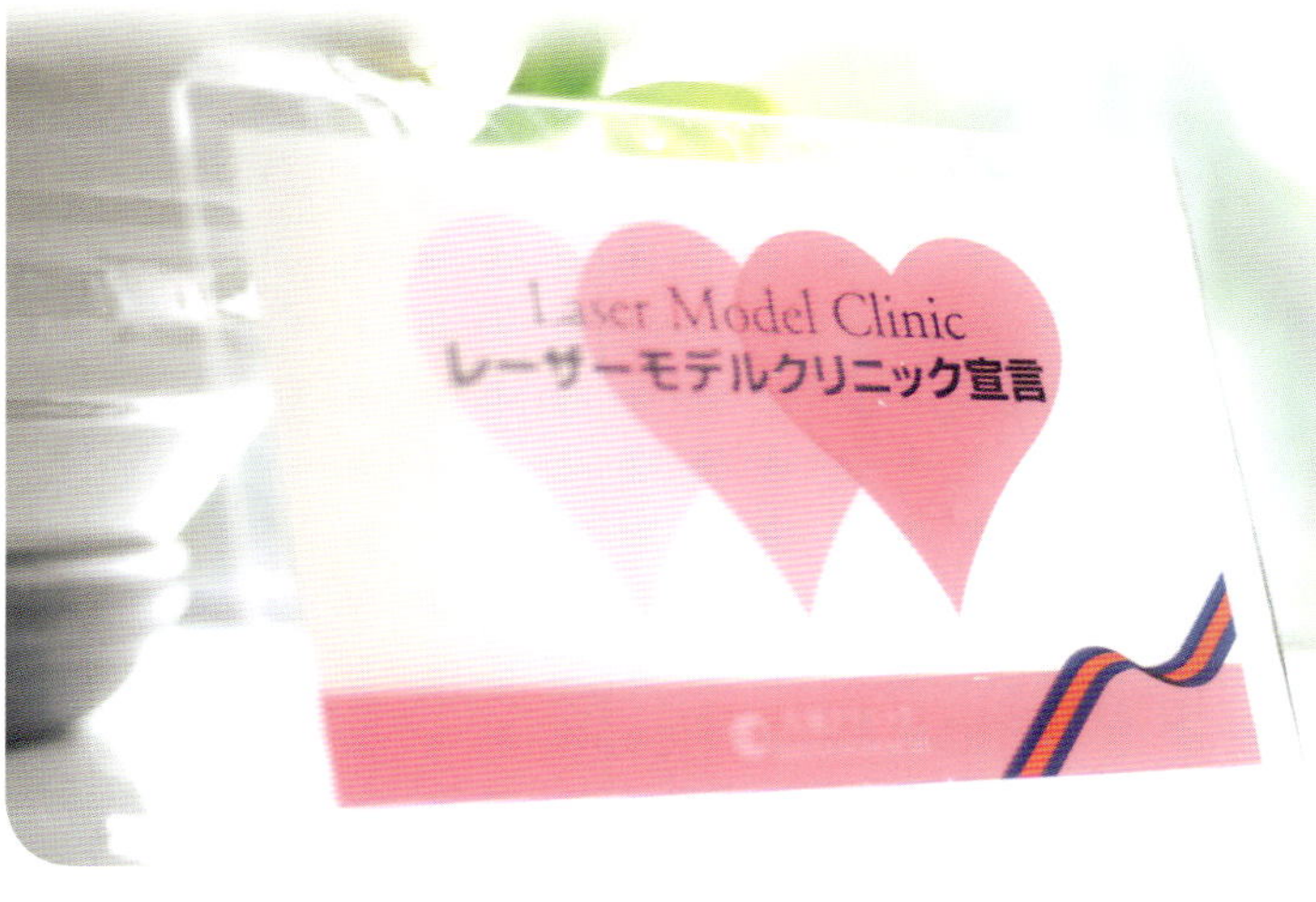

成長期には様々な変化が起こってきます そうした場合に備えて、万全の配慮を行っています

友田　うちの子の場合は、あとどのくらいの通院が必要ですか。

先生　Rちゃんは、完治したと言える状態ですが、完治した後でも何年かしてまた色が濃くなったというケースもあります。Rちゃんも念のため年に1回程度で、小学校高学年くらいまでは、患部や周囲の色を経過観察していきましょう。

　アザは、体だけでなく心にも関係するデリケートな病気ですから、思春期や成人の場合はいろいろ複雑です。

　その場合は、我々医師は心のケアにも向き合うことがしばしばあります。

　ですから、幼児期、学童期からのお子さんの場合でも、治療が終わっても思春期までは経過観察を行なうことが多いのです。

　人間の成長期にはいろいろな変化が起ってきます。人により様々ですから、そうした場合に備えて万全のチェックをしていくことが大切です。

友田　この子も、レーザーという新しい医療で治していただいて、本当によかったです。体にも心にも傷あとを残さずに、これから先の人生を過ごしていってほしいという感慨があります。これからもよろしくお願いいたします。

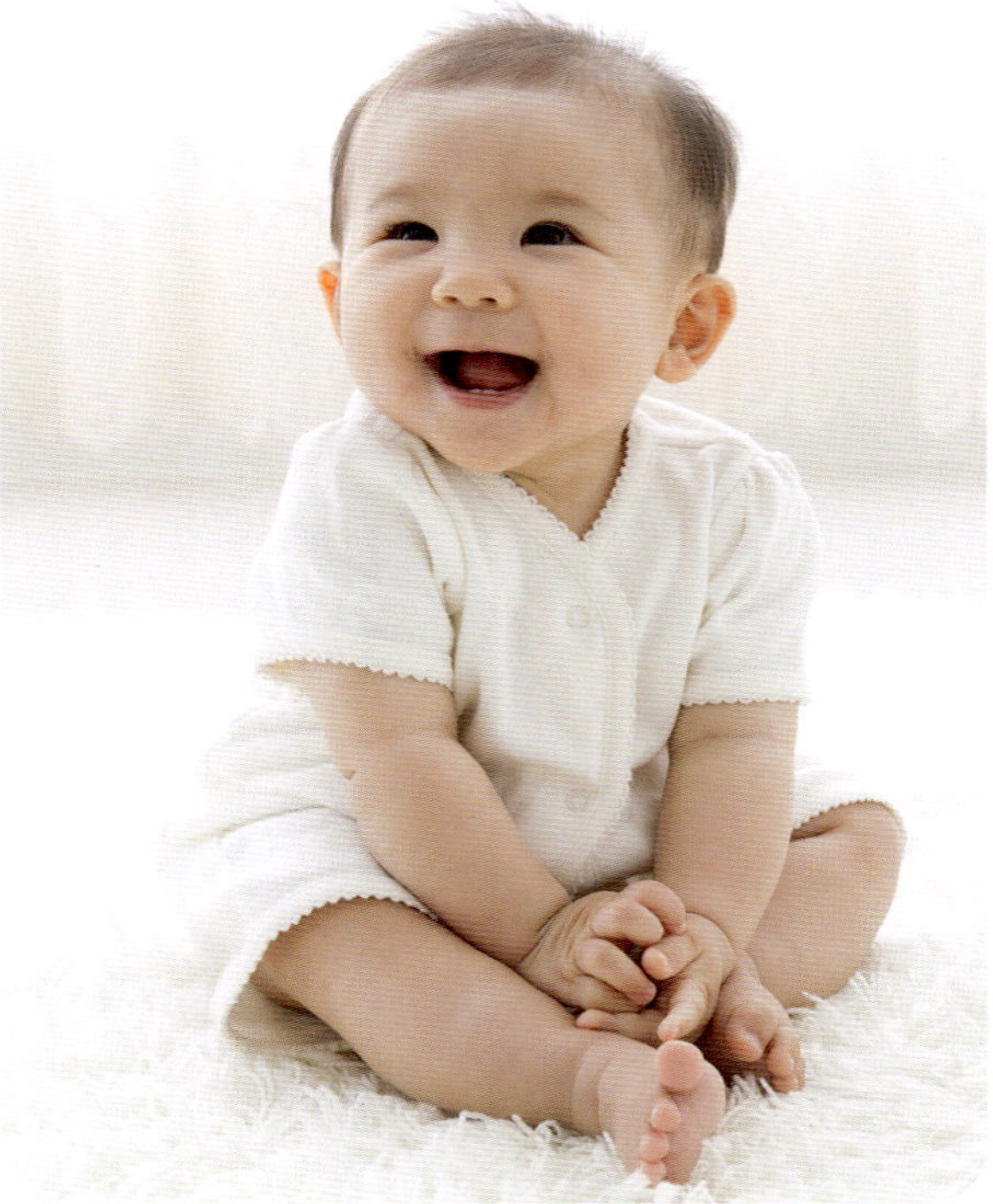

イメージ

Column 1

患者さんの「アザの悩み」が心に傷を残すとき

「他人の視線をつねに意識して生きている」という心の負担

生まれつきのアザを持つ患者さんは、幼い子どものころから持っている悩みや苦しみが大きく、学校などではいじめの対象とされていた方が多いようです。

そのため、仲間や友人たちから孤立し、劣等感を覚えるということを多くの人が体験しています。一般の病気に伴う身体的苦痛や異常よりも、こうした精神的負担の方が大きいということが言えるでしょう。

アザの場合は、それ自体の身体的苦痛はないわけですから、アザの痛みは心の痛みと言えるかもしれません。

疾患や痛みなどのある病気を持つ患者さんは、肉体的苦痛のほうが精神面での問題を上回り、病院を受診せざるをえなくなります。

ところが、アザの悩みを持つ患者さんの場合は、肉体的苦痛は生じなくても他人の視線を常に意識して生きているという心の負担を避けることができません。

そのために、患者さんやご家族に接する医師や医療スタッフは、常にそうした精神面でのケアや一緒に治療を続けていく心の共感ということを大切にしています。

アザの治療には、治療のあとを残さないように長い時間と経過観察を要します。

レーザー治療は患者さんと医師との“二人三脚”といっても過言ではありません。病態や患部とのみ接するのではなく、悩みや苦しみを引きずっている患者さんの心のケアにも向き合い、バックアップしていくのがアザの治療を行う医師の使命といってよいかもしれません。

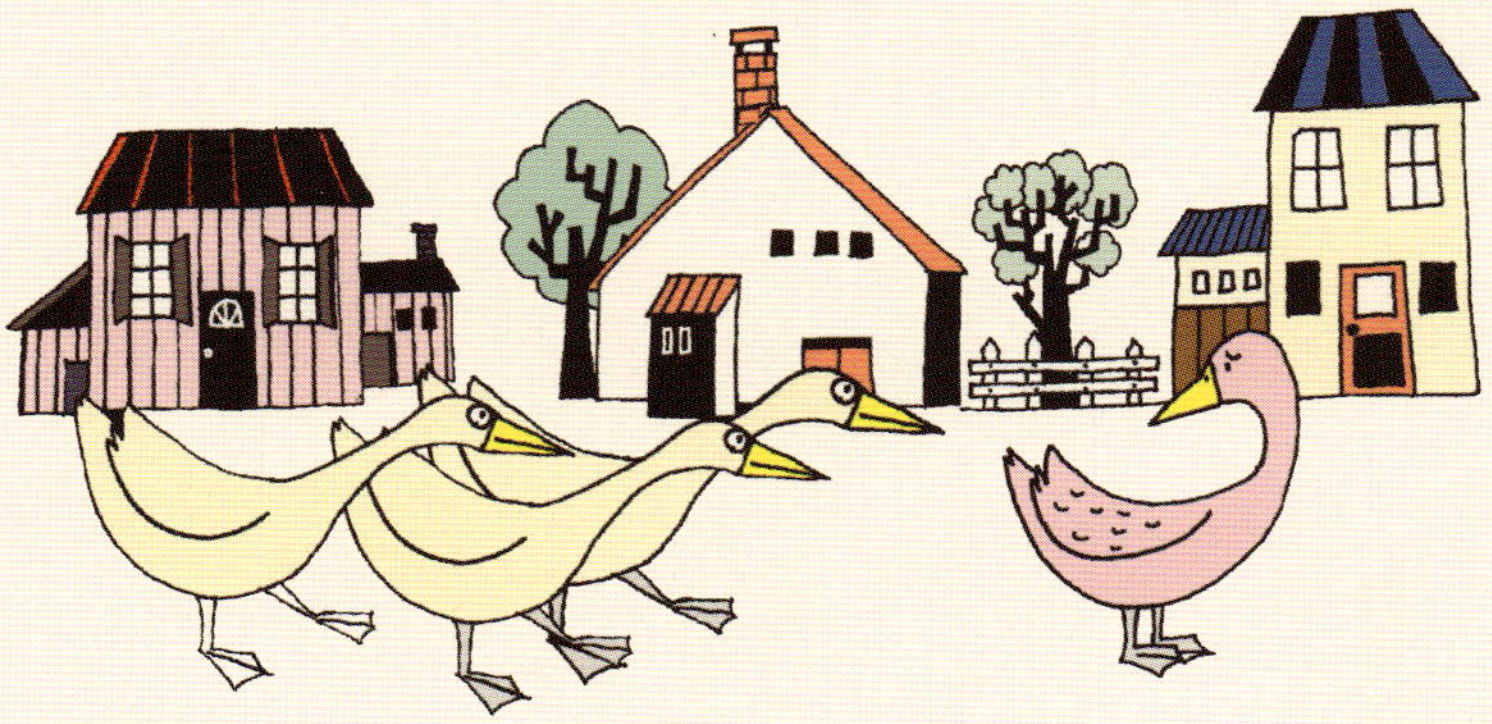

あなたの「アザ」はどんな色や形をしていますか？

「アザ」を見つけたら一日も早く専門医の治療相談を受けましょう

ひとくちに「アザ」といってもいろいろな種類タイプがあります。

大きく分けると、「**赤アザ**」「**青アザ**」「**茶アザ**」「**黒アザ**」などで、平らなアザから盛り上がったアザまで様々です。

最近よく、若い親御さんたちから「子どものアザは成長や時間の経過で、大きさが変わるのですか？」と聞かれることがあります。

一概には言えませんが、一般的には成長すればそれとともに皮膚の面積も大きくなるため、アザの広がりや深さも増してきます。

「病気ではないから、そのままにしておいても大丈夫」という医師もいますが、アザは単なるアザだけでなく、まれに悪性の腫瘍がかくれていたり、いろいろな病気を合併していたりという深刻なケースもありますから軽視はできません。

アザを見つけたら、一日も早く皮膚科か形成外科の専門医に診てもらいましょう。アザの治療は早いうちに受けたほうが、治療も簡単で治療期間も短くて済みます。レーザーによる治療は、痛みや体への負担も少なく、生後数週間の赤ちゃんでも安心して受けられます。

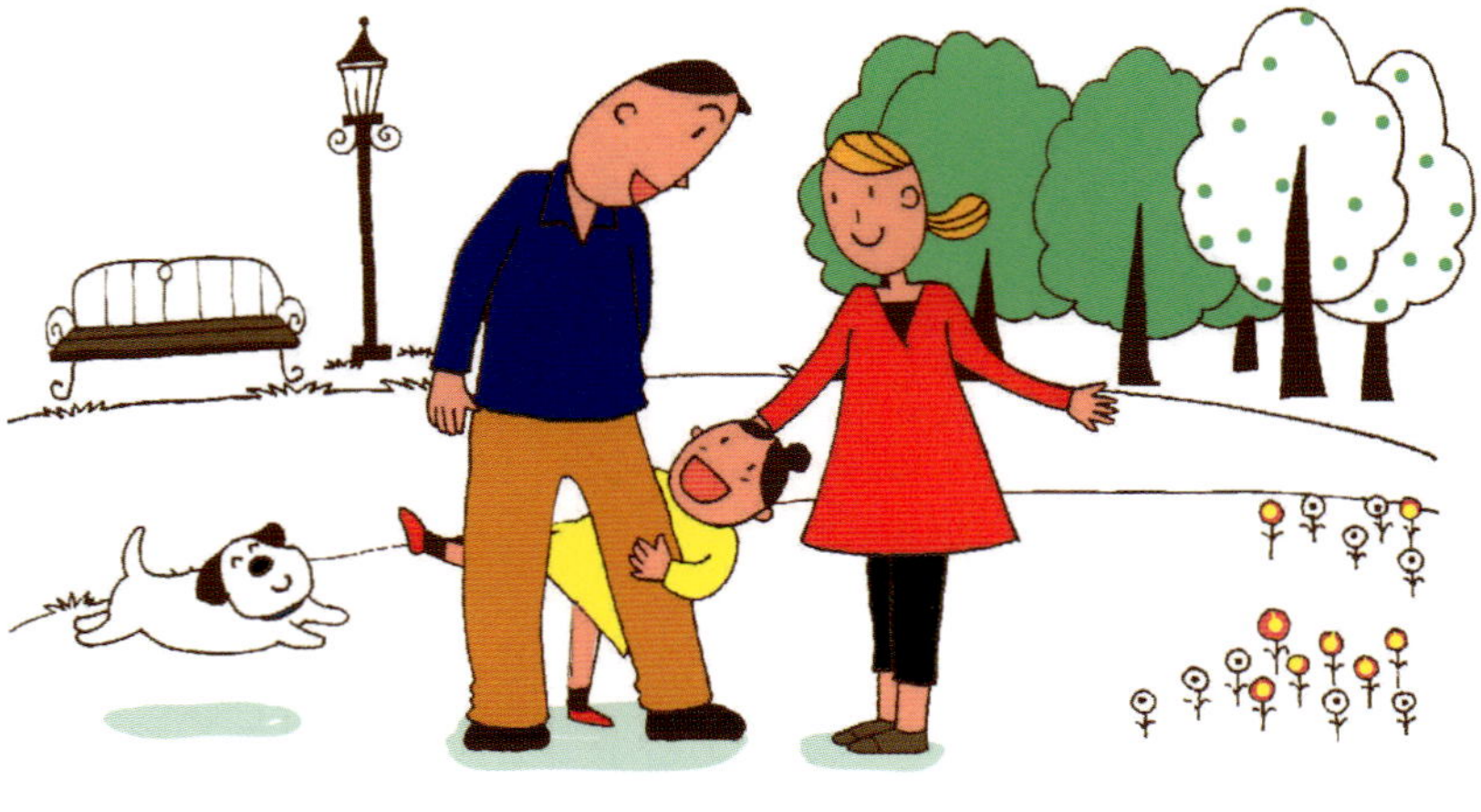

「特に気にしていない、不安を持っていない」という場合でも、子どもにもの心がつくまでに専門の病院で適切な治療を受けることが大切です。

Column 2

レーザー治療は何歳くらいから受けることができますか?

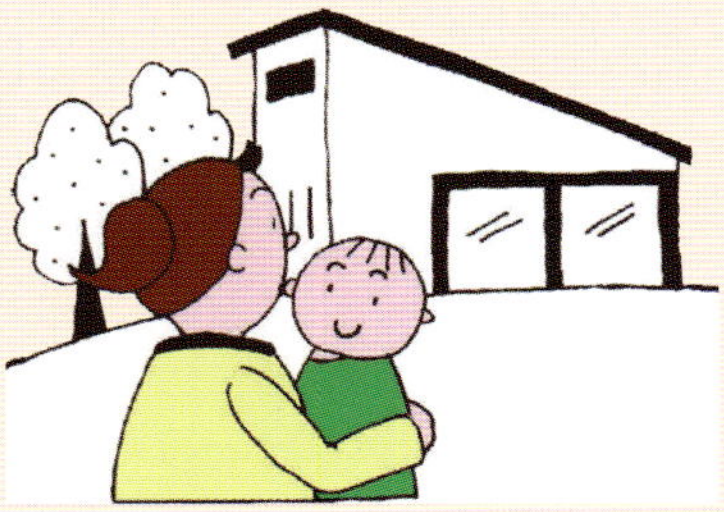

患者さんの体に負担のかからないことがレーザー治療の特徴ですので生まれてすぐからでも治療を開始することができます。

顔以外の部位では通常、生後1カ月前後から治療を開始できます。ただし、顔などの繊細な部分の治療には、赤ちゃんの首が座る3カ月目くらいから開始します。3カ月くらいだと体もしっかりしてくるころですし、通院治療も安心です。

アザが消えても心に深い傷が残ってしまう

子どもは、幼稚園や小学校に通い始める頃から、自分のアザを気にし始めます。

もの心がつく幼児から学童期にかけての数年間に、アザがいじめや差別の対象になる場合も多いのです。

したがって治療が遅ければ遅いほど、たとえアザが消えてもそのつらい体験がコンプレックスとなって、心に大きなダメージを与えてしまう恐れがあります。

「自分はアザなんて気にしたことないヨ」という元気な子もいますが、首やお腹などの体の小さなアザはともかく、顔の場合はやはり気にかける人がほとんどです。

顔のアザを治したら、

「周囲の評判が良くなった」

「結婚して幸せになった…」

「営業成績が上がった」

という患者さんたちの声を聞いていると、アザは自分の問題だけではなく、周囲の人たちの受けとめ方の問題でもあることに気づかされます。

心に深い傷を持つということは、その後の人生すら左右してしまう大きな問題です。

アザの状態は、一人ひとり異なりますから、一日も早く専門の病院を受診され、医師とよく話し合って、それぞれに合った適切な治療を始めることをお勧めします。

「アザ」は色や原因により種類が分かれます

「赤アザ」

単純性血管腫《たんじゅんせいけっかんしゅ》
いちご状血管腫
海綿状《かいめんじょう》血管腫、毛細血管拡張症《もうさいけっかんかくちょうしょう》

「**赤アザ**」は、皮膚や皮下の血管が増殖したり拡張したりしてできる赤いアザのことです。

生まれつきあるものや、生後少し時間がたってから出てくるものなどがあるため、アザを見つけたら早期の診断が重要です。

早めに診断を受けるようにしてください。

■ **赤アザ／単純性血管腫**

単純性血管腫は生まれつきのものです。皮膚の浅いところにある毛細血管が、生まれつき太く拡がっているために、そこに血液がたまって赤く見えるアザです。加齢で色が濃くなったり隆起することがあります。

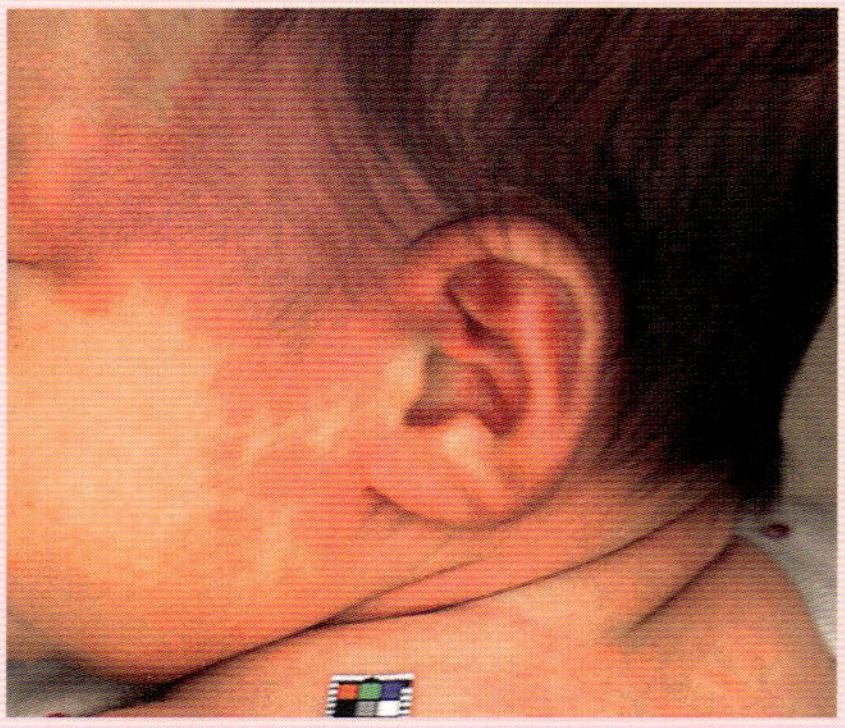

■ **赤アザ／いちご状血管腫**

いちご状血管腫は生後1週間から10日目くらいに現れて1歳前後まで急速に増殖隆起する血管の腫瘍です。5～8歳くらいまでに自然に小さくなりますが、赤い色や隆起が残ることがあります。

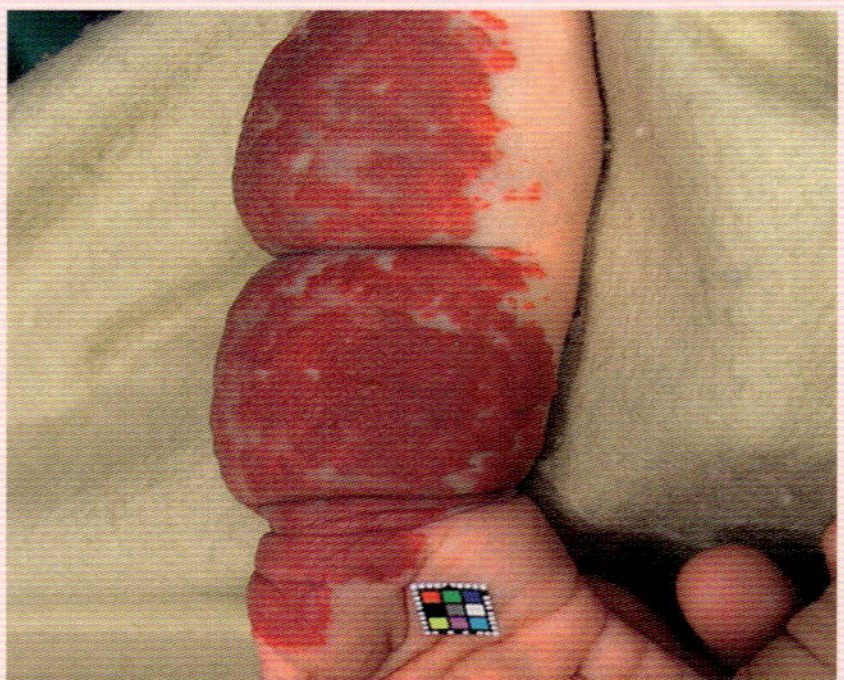

Column 3

アザのレーザー治療はどれくらいの期間がかかりますか？

治療期間は一概に言えませんが、患者さんの年齢やアザの種類、症状、大きさなどで使用するレーザー機器の種類も異なり、当然治療回数、治療期間も大きく変わります。

1回の治療で消えてしまうもの、数回の治療が必要なもの、また数ヵ月～数年を要するものなどいろいろですので、主治医の先生に治療の経過についてはあらかじめ伺っておいたほうがよいでしょう。

また、アザによっては幼児期に治療して完治したように見えても、数年、数十年を経て再度出現するということもあります。そのためアザが消えて治療が終了した患者さんには、「1年に1、2回で構いませんので経過観察においでください」とお話しています。きれいな素肌を守るために、かかりつけの病院へスキンケアに行く感覚で気軽に来て頂ければと思っています。

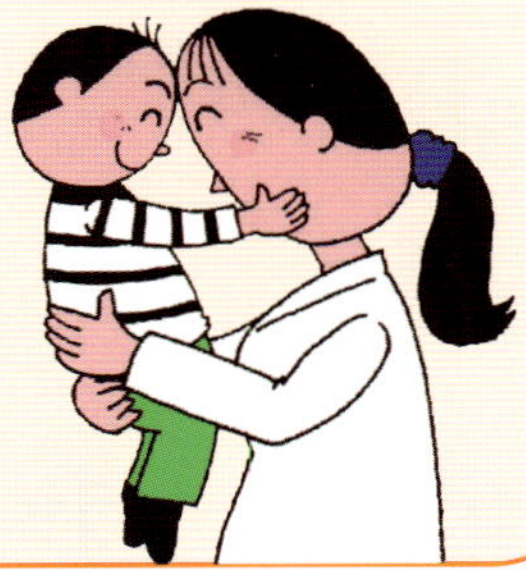

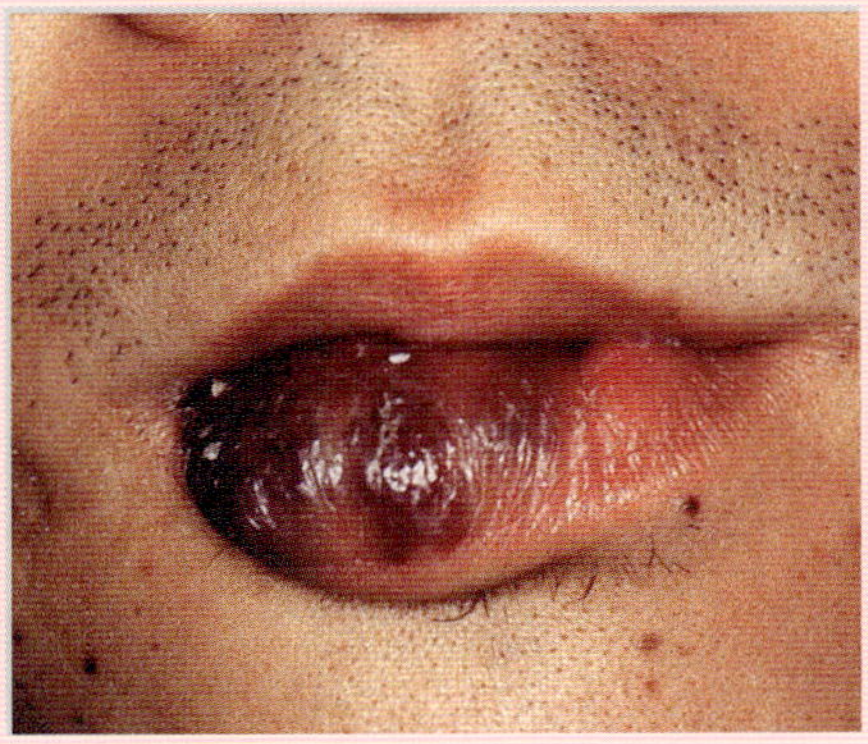

■赤アザ／海綿状血管腫

海綿状血管腫は生まれつきの毛細血管や静脈の奇形からなる軟らかい腫瘤で、自然治癒傾向はみられません。表面は青みがかり、怒張した血管を皮表から透視することができ、身体のどの部分にも出現します。

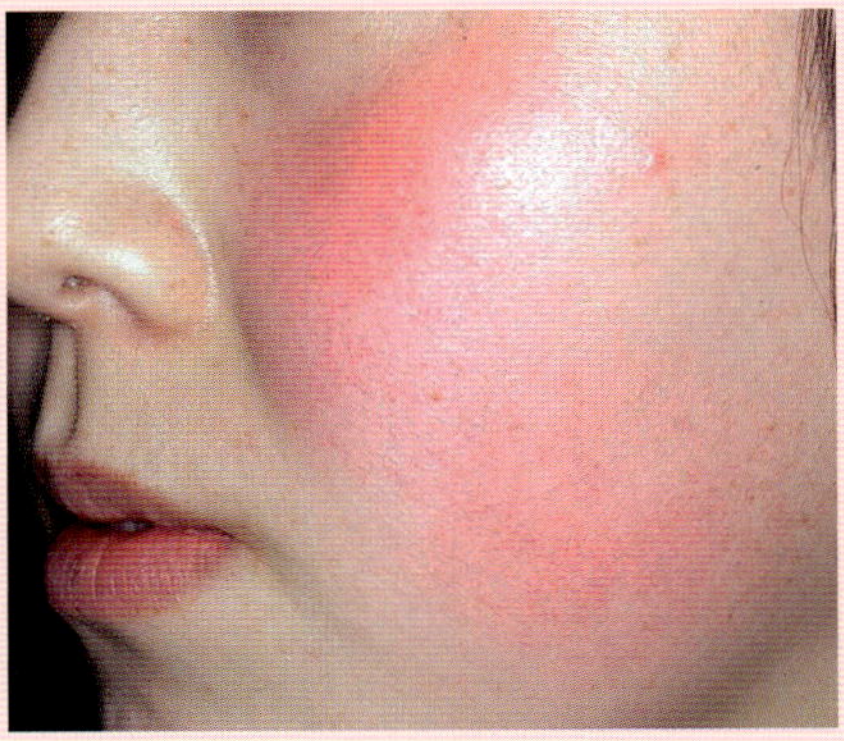

■赤アザ／毛細血管拡張症

毛細血管拡張症は、表皮の下にある皮膚の浅い部位の毛細血管が赤い絹糸をつけたように浮き出てみえる状態で、頬、鼻の横や下に多くみられます。外部からの影響だけではなく体の中からの影響によるものもあります。

「青アザ」

太田《おおた》母斑《ぼはん》、蒙古斑《もうこはん》
異所性《いしょせい》蒙古斑

「**青アザ**」は、皮膚の色を構成するメラニン色素が皮膚の深いところ（真皮）で増加し、淡青褐色〜濃青色を呈すアザのことです。

青アザは生まれつきのものがほとんどですが、太田母斑は思春期に発生することもあるので注意が必要です。

青アザは、レーザーによる治療で褪色可能になっています。

幼少児期の早期にレーザー治療を開始することで、治療回数を少なくまた、治療期間を短くできます。

■ 青アザ／太田母斑

太田母斑は、女性に多く、眼の周囲、頬部、側頭部の皮膚に現れやすい褐色から青色調のアザです。

生まれつきのタイプと思春期から濃くなるタイプがあります。

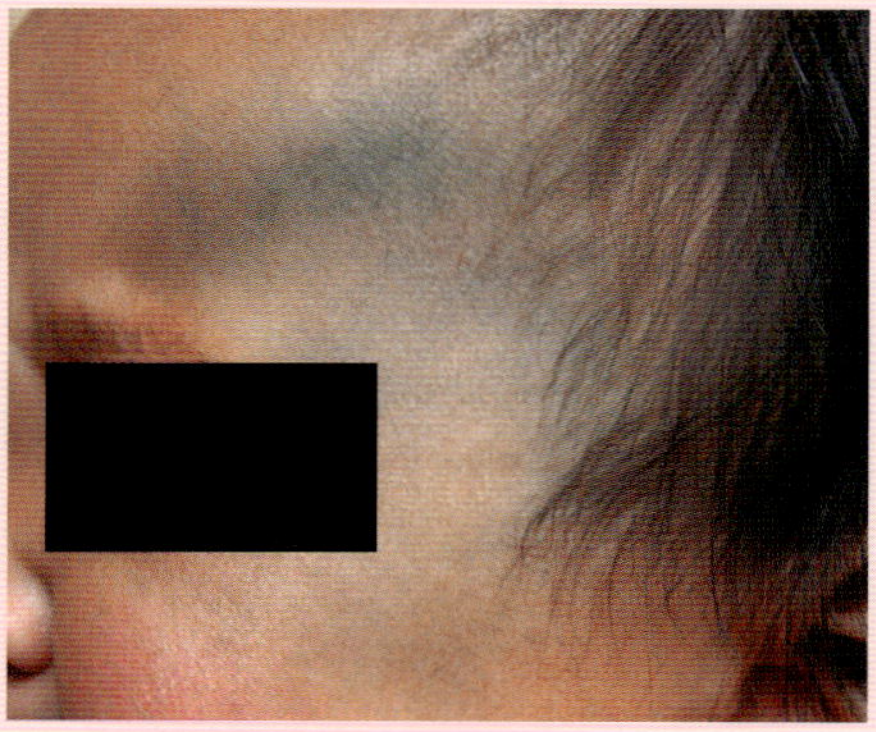

■ 青アザ／蒙古斑

蒙古斑は、主にアジア系民族に現れ、先天的に幼児のお尻の仙椎部分の皮膚に出る薄青い色の母斑です。男女とも同じ割合で発生して、通常の場合は薄くなっていくアザですが、色の濃いものは注意が必要です。

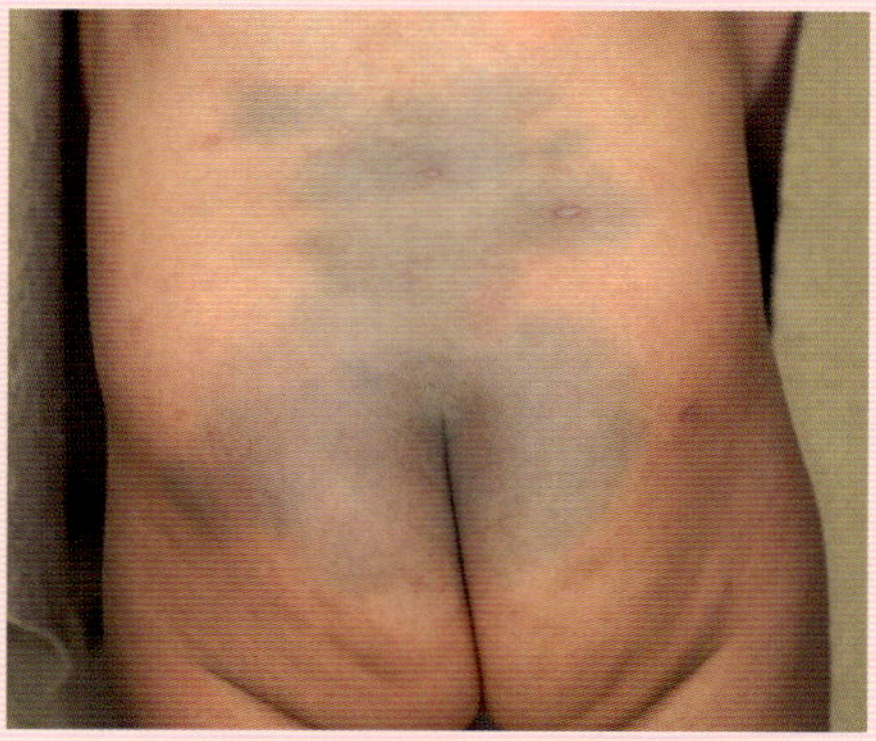

Column 4

レーザー治療は、痛くない、つらくないから新生児から高齢者まで安心して受けられます

レーザーの治療を受けた患者さんは、みなさん「思ったほど痛みは感じなかった。どちらかというと輪ゴムで手のひらをはじく程度の一瞬の痛み」と表現されます。治療時間も「あっという間の出来事」とお話しされます。

しかしアザが顔の近くにあったり、範囲が広かったりすると治療時の恐怖心が強くなったり、治療後の痛みがつらかったりすることが少なくありません。

そのためレーザー治療の際には治療時の痛みや恐怖心を取り除くために、アザの種類や部位、大きさなどによって麻酔薬などを用いて治療にあたります。通常、麻酔のぬり薬やはり薬を使用しますが、広範囲のアザや乳児期の小さいお子さんの目の周りや、口の回りなどで安全を確保する必要がある治療では、日帰りでの全身麻酔を用いた治療も可能です。

新生児期の子供から高齢者の方まで痛みや恐怖心を和らげながら安全に治療を受けられますのでご安心ください。

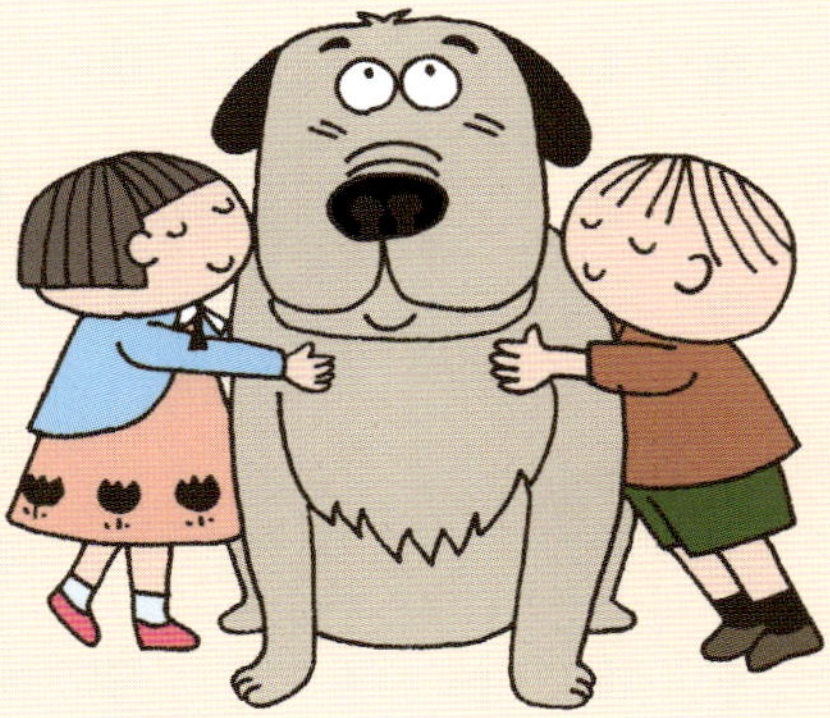

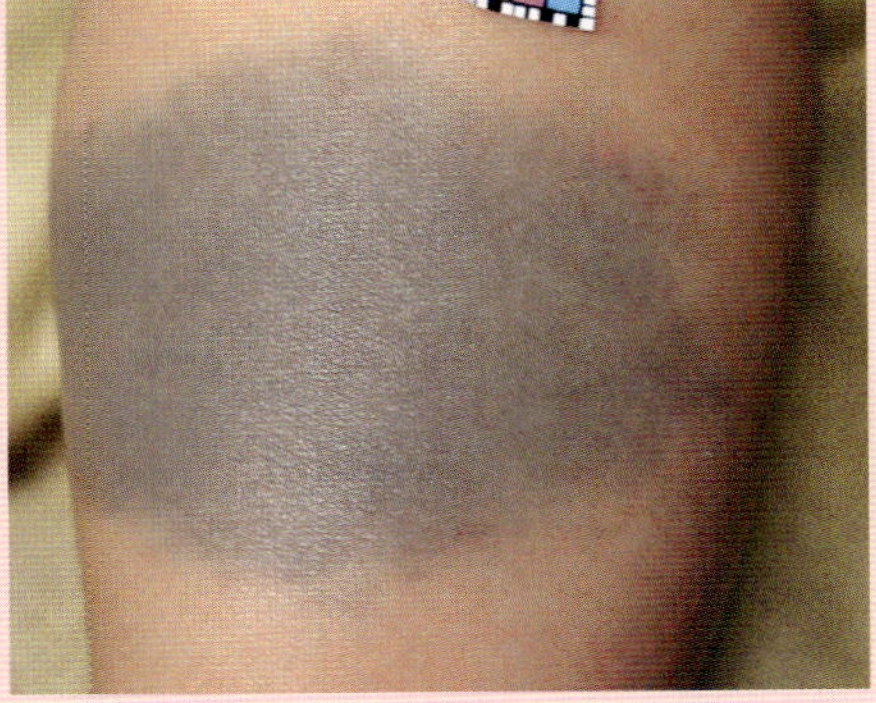

■青アザ／異所性蒙古斑

異所性蒙古斑は、お尻以外の背中、足首、肩部など通常の部位以外に発生した蒙古斑のことで、大きさや場所によっては消えずに残ってしまうものもあります。

「茶アザ」

扁平母斑《へんぺいぼはん》
遅発性扁平母斑《ちはつせいへんぺいぼはん》

「**茶アザ**」は、皮膚色のみが茶色く境界がはっきりとしたアザのことをいいます。

表皮でメラニンという色素を作る機能が少し亢進してしまっているという状態になっています。茶アザには、生まれながらの扁平母斑と、思春期に入ってから出現する遅発性扁平母斑の２つのタイプがあります。

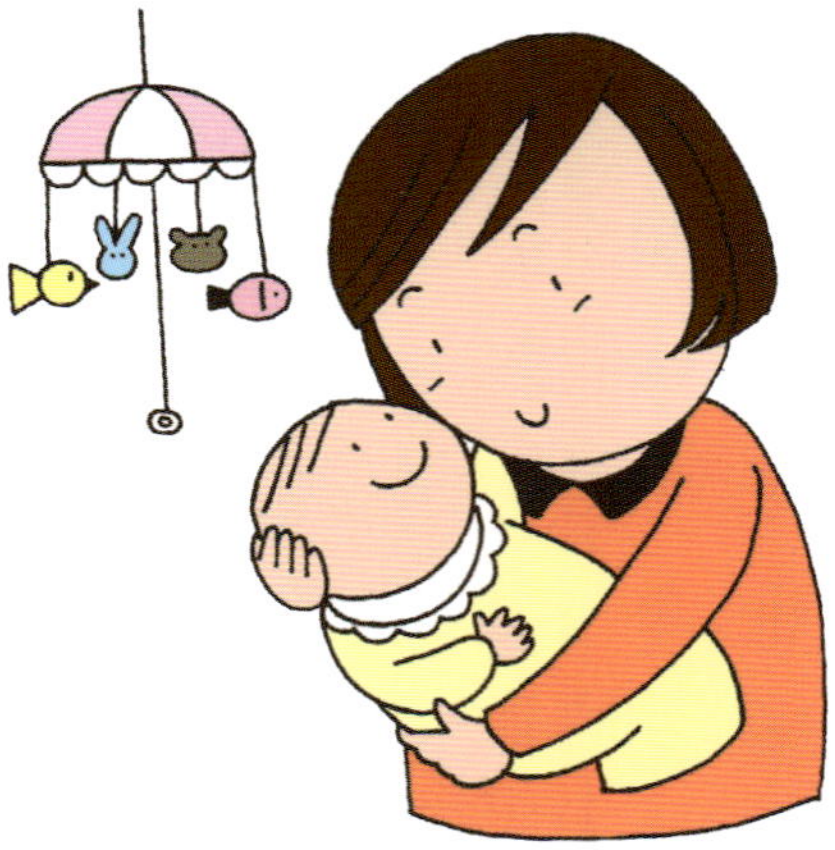

生まれながらの扁平母斑が乳幼児期から、数個以上見られる場合には症候群の可能性があるので注意が必要です。

また、遅発性扁平母斑はベッカー母斑とも呼ばれ、思春期に胸や背中にかけて毛の生えた茶アザが出てくるものです。

茶アザは、いずれの場合も再発傾向が強いため、複数のレーザーを組み合わせて慎重に治療を行っていく必要があります。

茶アザも、乳幼児期に治療した方が治療効果が高いため、早期に専門医の診断を受けることをお勧めします。

■ 茶アザ／扁平母斑

医学的に茶アザはメラニン色素を作る機能が少しだけ亢進しているという正常の範囲のものです。正常なものをどう治すかという問題になるわけですから、治療する側からすれば治療の難しいアザの1つです。

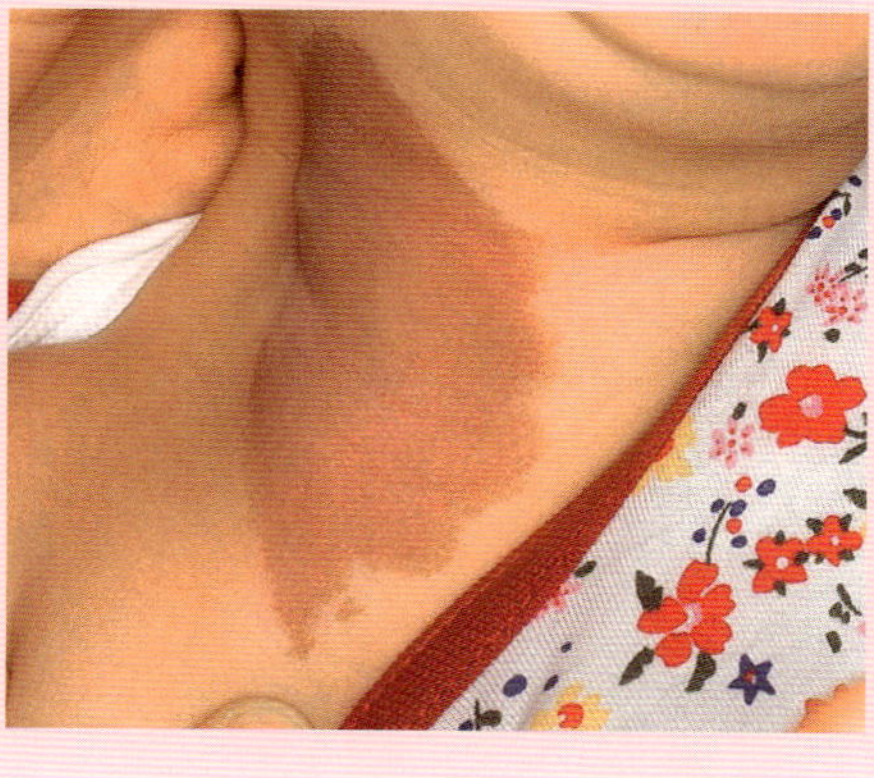

「黒アザ」

母斑細胞母斑《ぼはんさいぼうぼはん》

胎児期における神経細胞や色素細胞に分化しきれない細胞を「母斑細胞」と言い、この細胞をもったアザを母斑細胞母斑（色素性母斑）といいます。黒い色と毛を伴うものも多く、通称「黒アザ」と呼ばれています。

出生時にすでにみられる黒アザを先天性色素性母斑、生後に現れるものを後天性色素性母斑といいます。黒アザの大きさと形は様々で、表面も平らなもの、軽く隆起したもの、でこぼこしたものなどがあります。

大きさが20㎝以上にもなる黒アザは、巨大色素性母斑といい、まれに神経系の疾患を合併することがあるため注意が必要です。

また、黒アザでも直径5㎜以下のものは「ホクロ」と呼ばれています。

黒アザは、母斑細胞の集落が皮膚内に散在ないし充実性に存在している状態になっています。生後徐々に母斑細胞が深部に落ちていくので、早期に診断を受け治療方針を立てたほうがよいでしょう。

黒アザを完全に取り去る手術療法や徐々に母斑細胞の量を減量していくレーザー治療などがあり、症状に応じて治療法を選択していく必要があります。

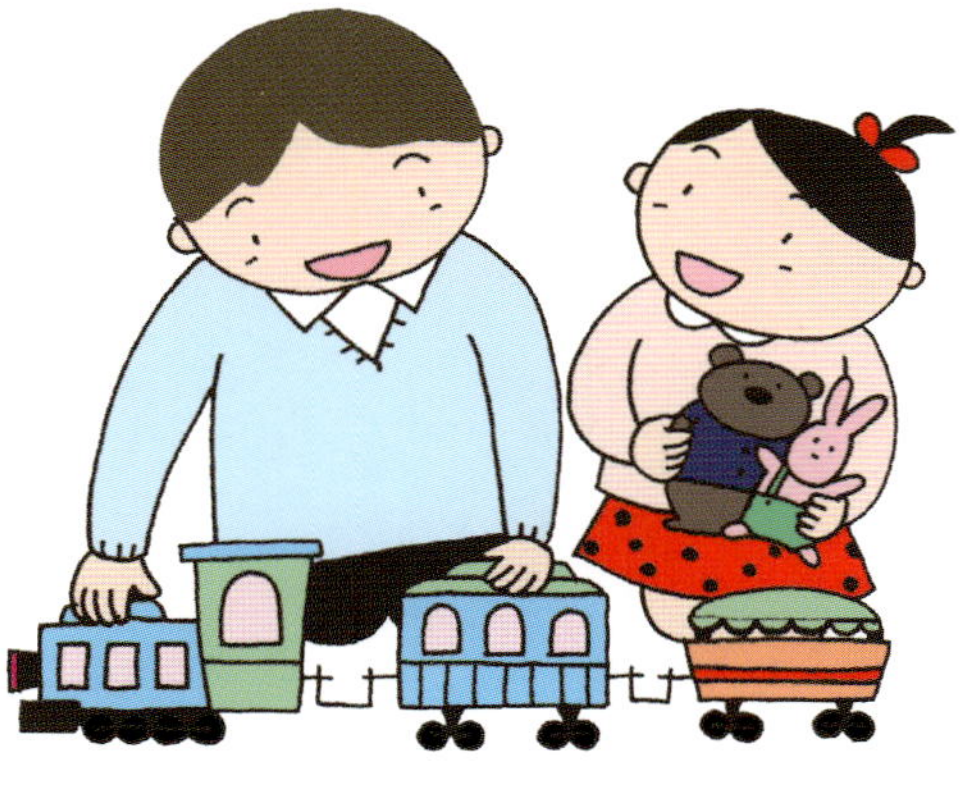

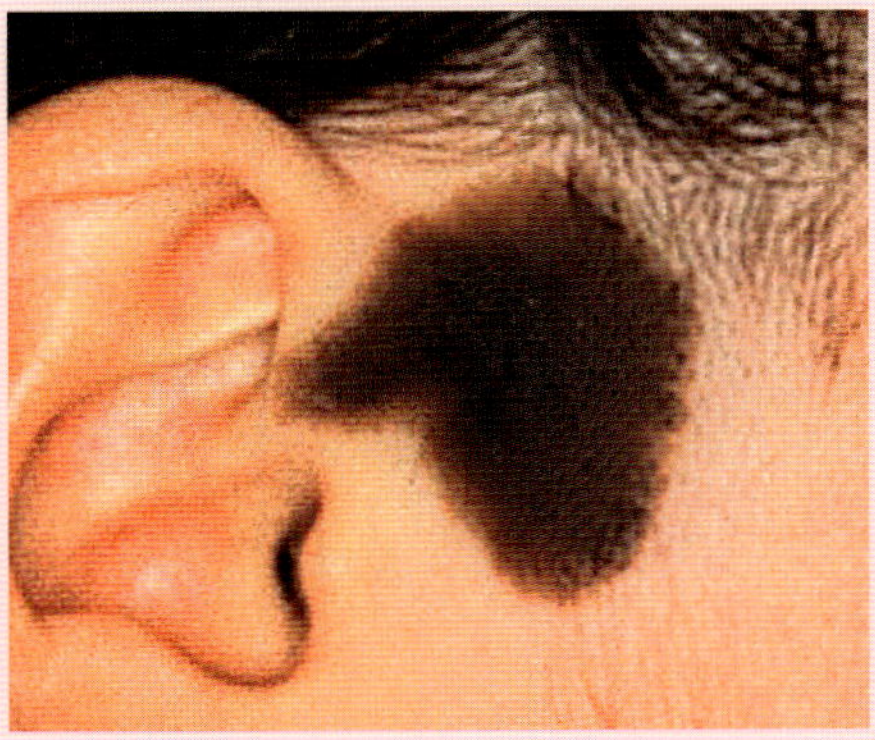

■黒アザ／母斑細胞母斑
先天性の黒アザは、母斑細胞が皮膚のどの部分にあるかで、境界型、真皮内型、混合型に分類されます。

Column 5

“赤ら顔”・“赤面恐怖症”も治療の対象

赤ら顔は生まれつき、顔面の毛細血管が拡張している状態で、いつも頬が赤いために、“りんごのほっぺ”などとも呼ばれています。

他人から緊張しているように見えたり、酔っ払っているように見えたりするため、悩まれている方も多いのです。

赤ら顔は精神的な動揺が引き金となり、症状が悪化することも多く注意が必要です。

一方、赤面恐怖症は「あがり症」とも呼ばれ、対人恐怖症の一つであり、苦手な相手や状況など、自分にとって影響が大きいと思える対人関係の場で起こることが多いようです。

人前に出ると緊張して話せなくなったり、手が震えたり、他人と話をしたり食事をすることが苦手など、様々な症状が見られます。

赤面恐怖症の人は、通常両頬にあまり赤みはありませんが、赤みが差した状態を人に見られたことを意識した瞬間に、顔全体が真っ赤になってしまいます。

人前で顔が赤くなることで、「人から変に思われないか…。」「見下されるのではないか…。」あるいは逆に、「自分が相手に好意を持っていると勘違いされないか…。」と、思い始めるとさらに赤ら顔の度合いが増してしまうのです。

赤面恐怖症は体質的なものもありますが、精神的な要因が大きいと考えられています。

赤ら顔には毛細血管を選択的に破壊する治療を、また赤面恐怖症には病的な顔面紅潮をやわらげ、赤面反応しにくい体質に変えていく治療を行います。

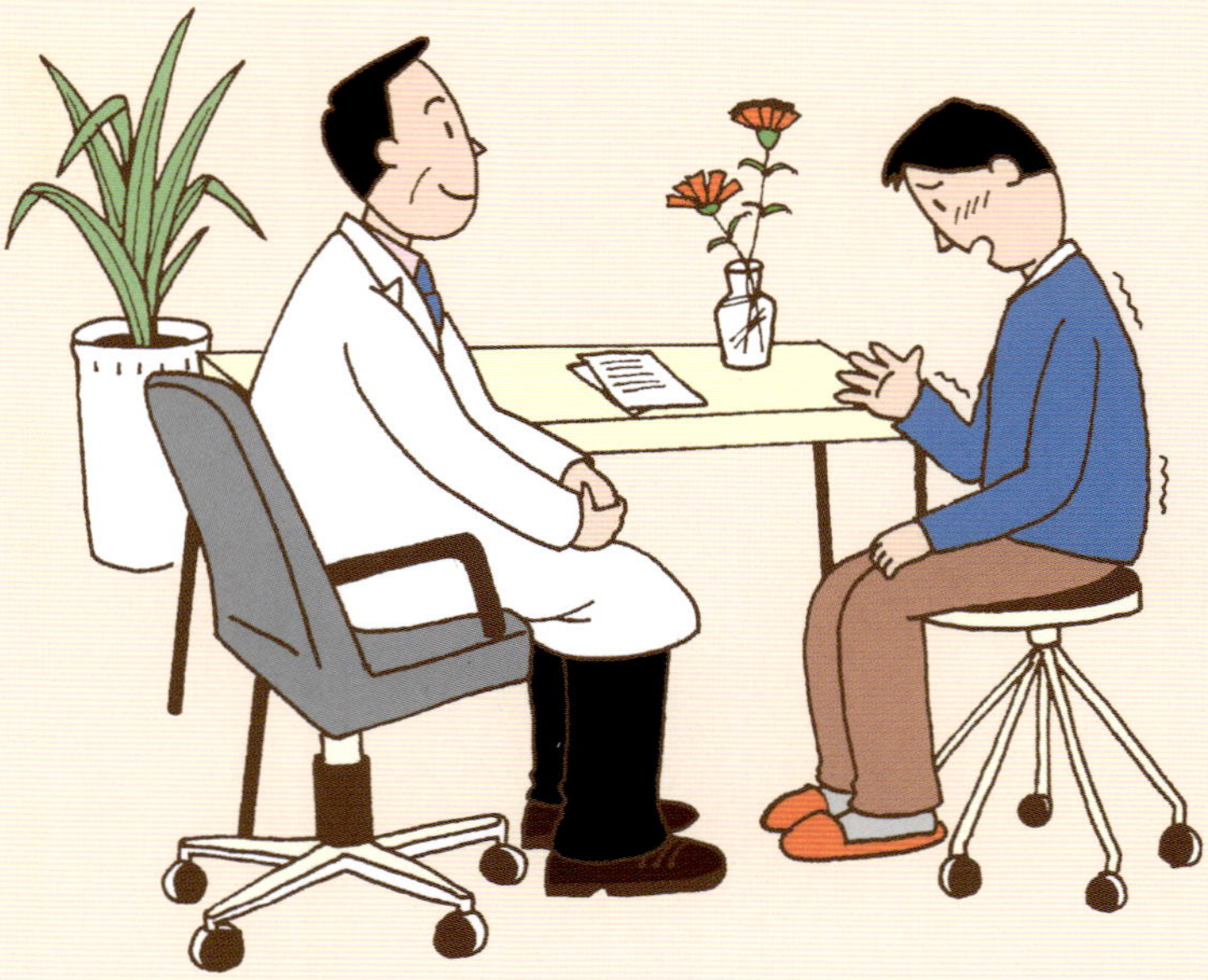

第2章

〝光〟が医療用レーザーとして使われるまで

レーザーとは何ですか？

▼20世紀の三大発明の一つです

レーザー（LASER）は、原子力、トランジスターと並んで20世紀における科学技術の三大発明の一つと言われています。

レーザーは、英語でLight Amplification by Stimulated Emission of Radiation（輻射の誘導放出による光増幅）という言葉の頭文字L・A・S・E・Rをとって名付けられたものですが、みなさんはレーザーという言葉を耳にしてどんなイメージを持ちますか？

身のまわりでは、光ファイバーやプリンター、プレーヤーなどの電子機器類が思い浮かぶという方が多いかもしれません。あるいはもっと専門的な用途として、計測機器や、工業用の溶接、金属加工に使われるレーザー技術などを連想するかもしれません。

このように、レーザーは現代の私たちの生活や産業技術の中できわめて広範囲に、また細部にわたって利用されており「いまやレーザーなしでは現代人の生活は成り立たない」といっても過言ではありません。

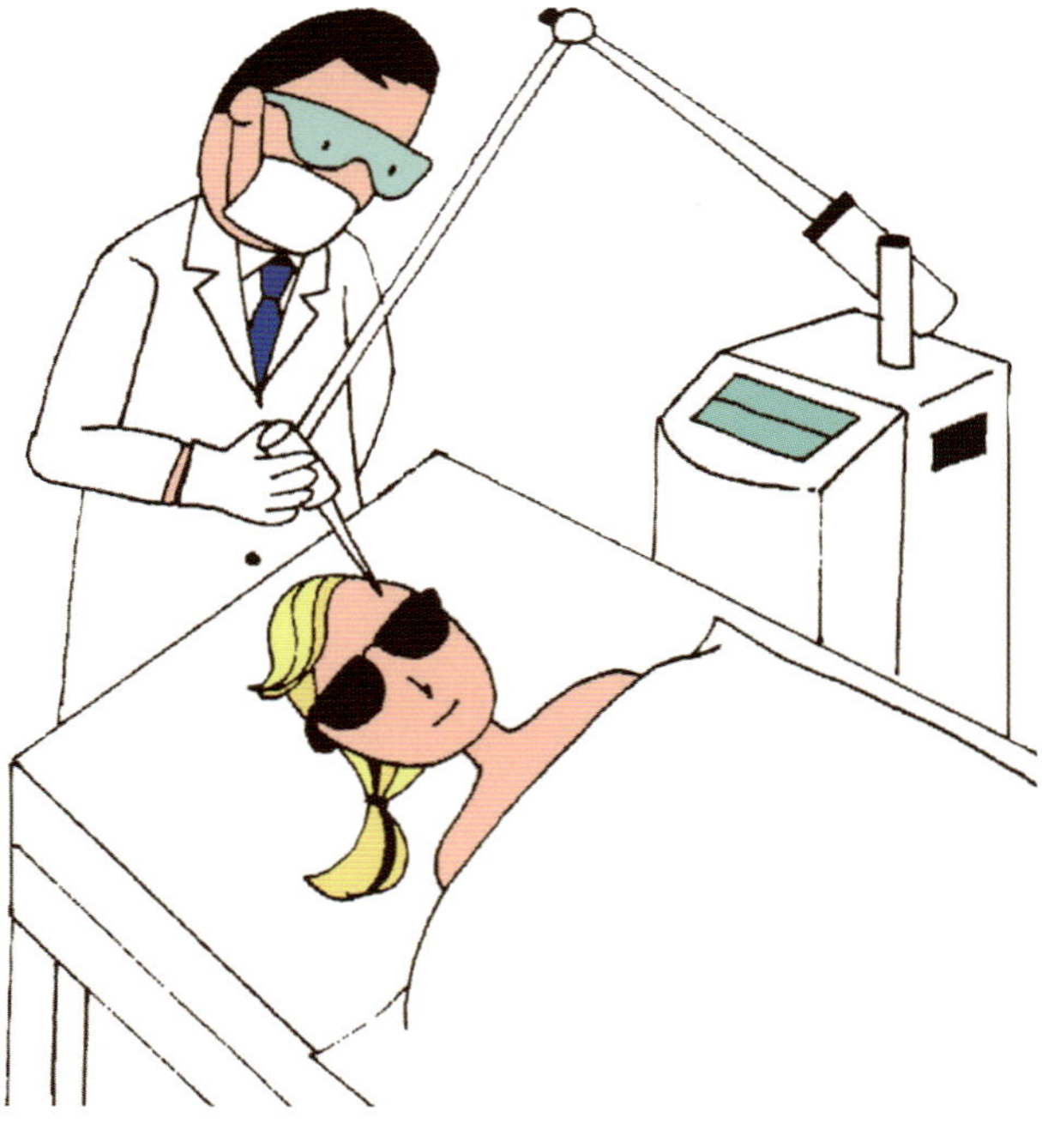

▼レーザー光の特徴とは？

レーザー光の情報伝達は、地球の周りを「1秒間に7回半」回る速さです。またレーザー光には、「指向性や集光性に優れた単一波長（可干渉性・高強度）の人工的な光」という特徴があります。この特徴をわかりやすくご説明しましょう。

■指向性

懐中電灯を例に取るとわかりやすいと思います。懐中電灯の光源は一定の方向を照らしますが、あらゆる方向に拡がっていきます。それに対して、レーザー光はすべての光が直進（指向性）し、ほとんど拡がらないという特徴があります。

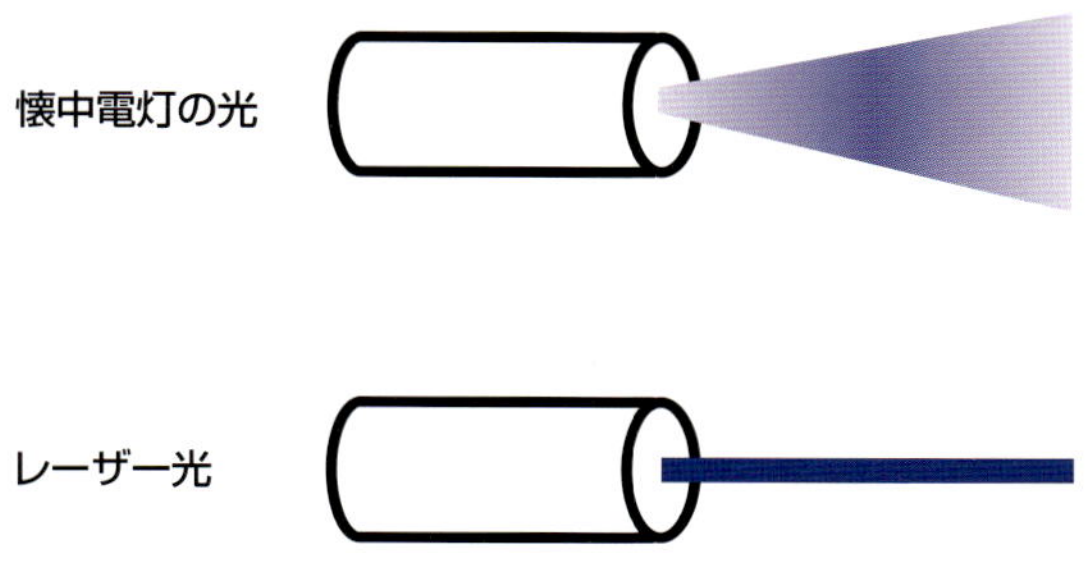

■単色性

太陽光をプリズムに通すと七色の光に分解できることはご存知のことと思います。これは、様々な光の波長が混ざり合ったものだからなのです。

その点、レーザ光は単色性と言って、単一波長の光子の集まりなのでプリズムを通しても分解されることのない純粋な光なのです。

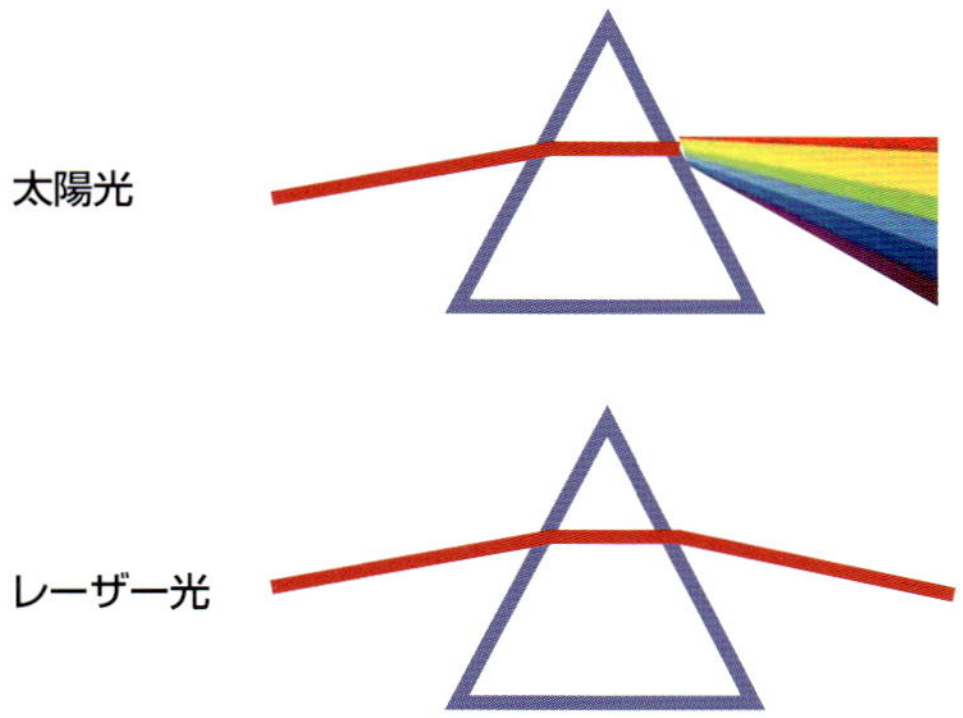

■集光性

私たちを照らす様々な光は、いろいろな波長から成り立っています。その光は、レンズを使えばある程度焦点に集めることはできますが、収束させることはできません。しかし、レーザー光は普通の光と違って、指向性が強いので、狭い面積に高密度の光エネルギーを集めることができます。

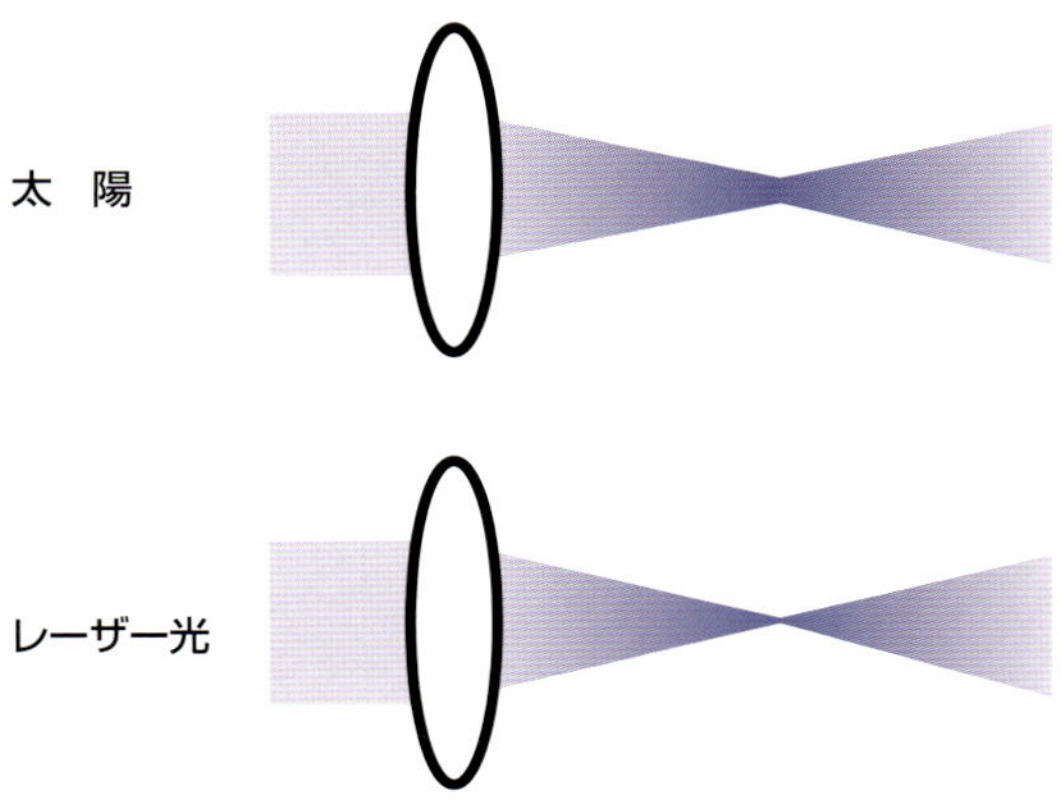

医療用レーザー開発とアザ治療への応用の歴史

▼レーザー光線の歴史

レーザーは、1905年にアインシュタインが「光は非常に小さい光の粒が波の性質を持っている」という光の量子説を説いたことにより始まります。

その後、「レーザーの発振の原理」が発表され（1917年）、その理論を応用してレーザーの前身である「メーザー（MASER：輻射の誘導放出によるマイクロ波の増幅）」が発振されました。

1960年に、アメリカでルビーの結晶から発振するレーザーが発明されると、He-Ne（ヘリウムネオン）レーザーや炭酸ガスレーザー、室温でも連続発振するNd：YAG（ネオジウムヤグ）レーザー、液体レーザー、エキシマレーザー（生体組織に熱変性（やけど）をほとんど起こすことなく切開・切除ができる特殊な高エネルギーの医療用レーザー）、常温で連続発振する半導体レーザーなどが相次いで開発されました。

レーザー光が安全で効果の高い治療法として医療用に使われるようになったのはこの頃からのことです。

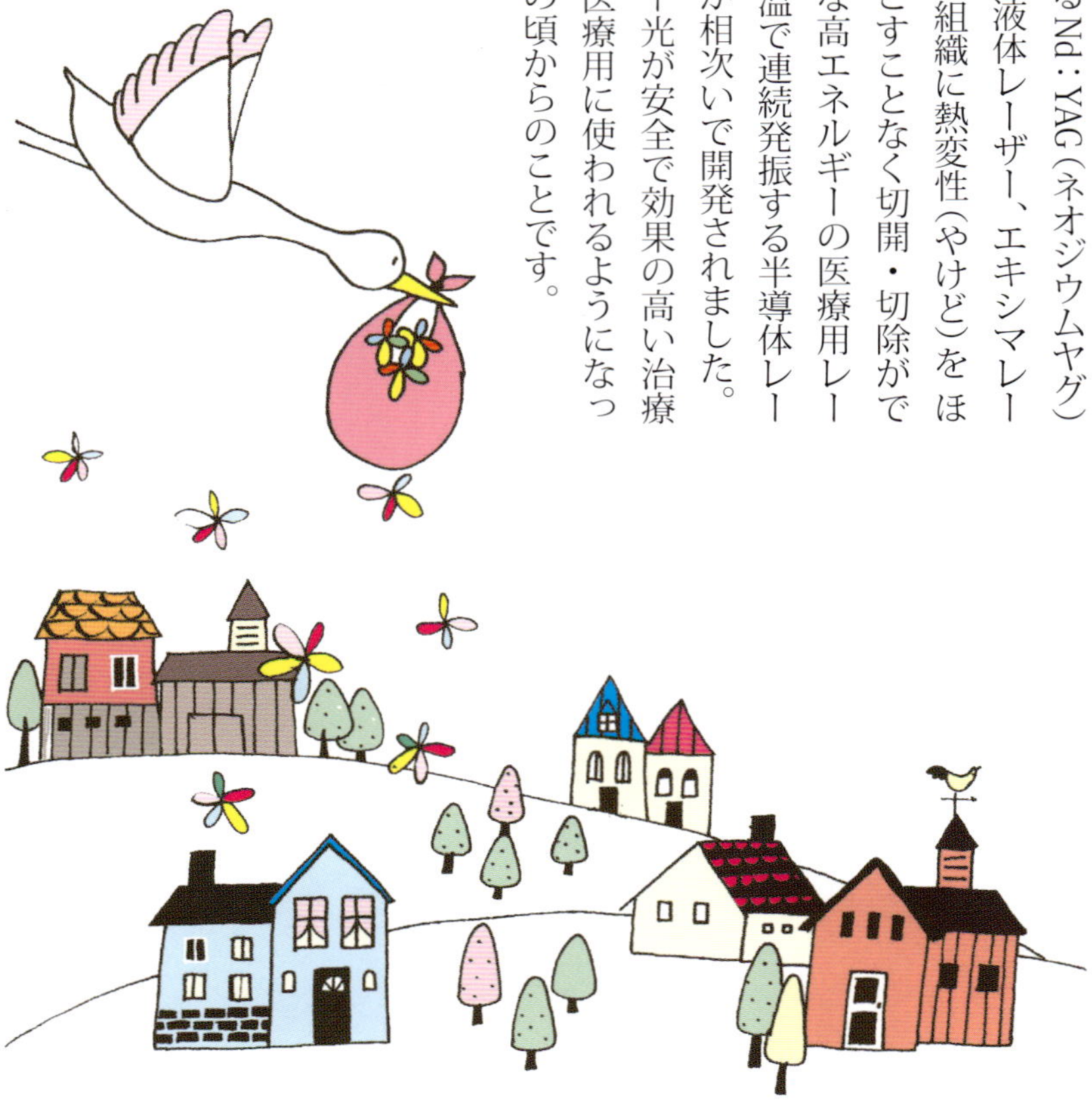

▼アザのレーザー治療の歴史

アメリカの皮膚科医、ゴールドマン医博が皮膚領域へのレーザー治療の研究を１９６３年に発表したのが始まりです。

日本では１９７５年に、ゴールドマン医博よりレーザー治療の概要を学んだ形成外科医の大城俊夫（現大城クリニック院長）が、工業用ルビーレーザーを医療用に改良し、国内で初めて臨床応用を開始しました。

わが国でのアザのレーザー治療は、諸外国より古く40年あまりの歴史があるのです。

▼アザに対するレーザー治療に市民権

アザの治療にレーザーを使用し始めた当時は、「外科切除より安全で効果が著しい治療法」という評価もある一方、「開発されたばかりの新しい治療法」という消極的な見方もあって、評価がいろいろに分かれていました。

しかし、医療用レーザーに対するたゆまぬ研究と臨床が世界的に大きな評価を得たことで、アザに対するレーザー治療も次第に全国の医療機関に広がっていきました。

そして、１９９４年には「保険医療」として承認されることで、レーザーによるアザの治療も急速な進展を遂げました。

これにより、レーザーは先進的な医療から、標準的な治療法の一つとして「市民権」を得たのです。

▼レーザー治療は安全安心で負担が少ない

アザの治療にレーザーが導入されてから40年以上が経過していますが、それ以前の外科切除の段階では患者さんの負担があまりにも大きいものでした。

具体的には、

①外科手術などによる治療は痛みが大きい。
②術後の副作用に悩まされる。
③術後も患部に傷痕や色が残ってしまう。

というようなデメリットがあり、そのためにアザの治療をあきらめてしまう人も多かったのです。

「アザはなくなったけれど、アザを取り去った傷あとが残った……」ではお話しになりません。黒いアザが赤いアザに変わったようなものです。

要するにレーザー治療以前には、アザの治療は確立されておらず、顔や体に大きな悩みを抱えていても一生我慢をしてしまったというケースが大半です。

レーザー治療が普及するまでは、アザの治療には大きなリスクが伴っていたために「赤ちゃんのアザはほっておいてもいい。大きくなって気になるようだったら治療を考えなさい」という消極的な見方が主流を占めていたのです。

現在では、レーザーによるアザの治療が認知されるようになり、小児科医や産婦人科医も、**アザの治療はできるだけ早く診察を受けて、治療を早期に開始することが最善**であるということが理解されるようになりました。

アザのレーザー治療に求められるもの

▼アザは色または形態の異常です

１８９４年ドイツの皮膚科医ウンナは、「アザは色調と、形態の局所的な異常であり、先天的または後天的に出現し生涯を通してあまり変化しない病変である」と定義しました。

アザのことをラテン語で〝naevus〟と呼びますが、これは生まれつき持っているものということを意味しています。

ドイツでは、これを〝Muttermal〟と呼んでおり、ここから日本語の「母斑」という単語が生まれたと言われています。

アザは、その色によって赤アザ、青アザ、茶アザ、黒アザなどと呼ばれ、第１章でも解説しているように、その原因によって色が異なって見えるのです。

▼レーザー治療でアザの難題が解消されました

レーザーが普及する以前の治療では、アザを切除した後はそのまま縫合したり、「植皮」と言って切り取った自分の皮膚を植えつけるという治療が行われていました。

さらには、アザそのものに肌色の色素を入れるイレズミ治療なども行われていたのです。しかし、そうした手をいくら尽くしても結局のところアザは消えませんし、切り取った後には傷が残ってしまうわけです。

その点、レーザー治療ではアザの種類や色に合わせて反応させることができますから、周辺の正常な皮膚にダメージを与えずに、傷あとを最小限に抑えた治療ができるようになりました。レーザー治療が確立されたことで、傷あとが残ってしまうというアザ治療の難題が解決したと言えるでしょう。

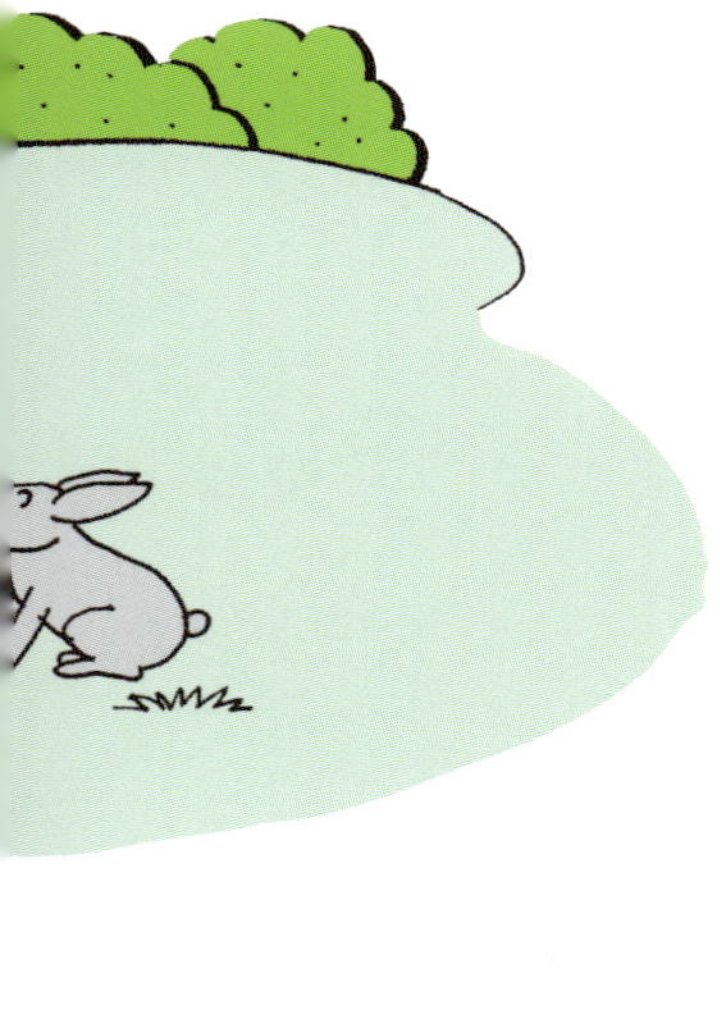

専門医の経験と高い技術力が必要です

アザの治療では、それぞれの治療目的に応じた生体反応を得るために、組織や細胞を破壊する外科的レーザー治療（HILT）や組織や細胞を活性化させる内科的レーザー治療（LLLT）など、様々な治療機器を複合的に使用します。

これらの治療機器を効果的に活用するために医師側に、多くの治療経験やレーザー光と生体の反応に関わる知識が必須です。

人体には傷が残りやすい体質や色素沈着の起こりやすい体質など、個人差があると同時に、同じ人の場合でも手や足など部位が異なれば、治療に対する反応も変わってきます。また、アザによっても年齢や部位によっても皮膚内での形態が異なっています。そのため、治療に際しては、患者さんの個人差、部位別にあわせていろいろな波長のレーザーから最適の機器を選び出し、出力、照射時間、照射面積を調節しなければなりません。

アザの治療では、種々の光の作用・反応を治療に応用しながら、皮膚に傷あとが残らないように、皮膚の浅い所から始めて深い所へ治療を進めていくという慎重な施術が必要です。そのため、レーザー治療の実施には、専門医の経験と高い技術力が不可欠なのです。

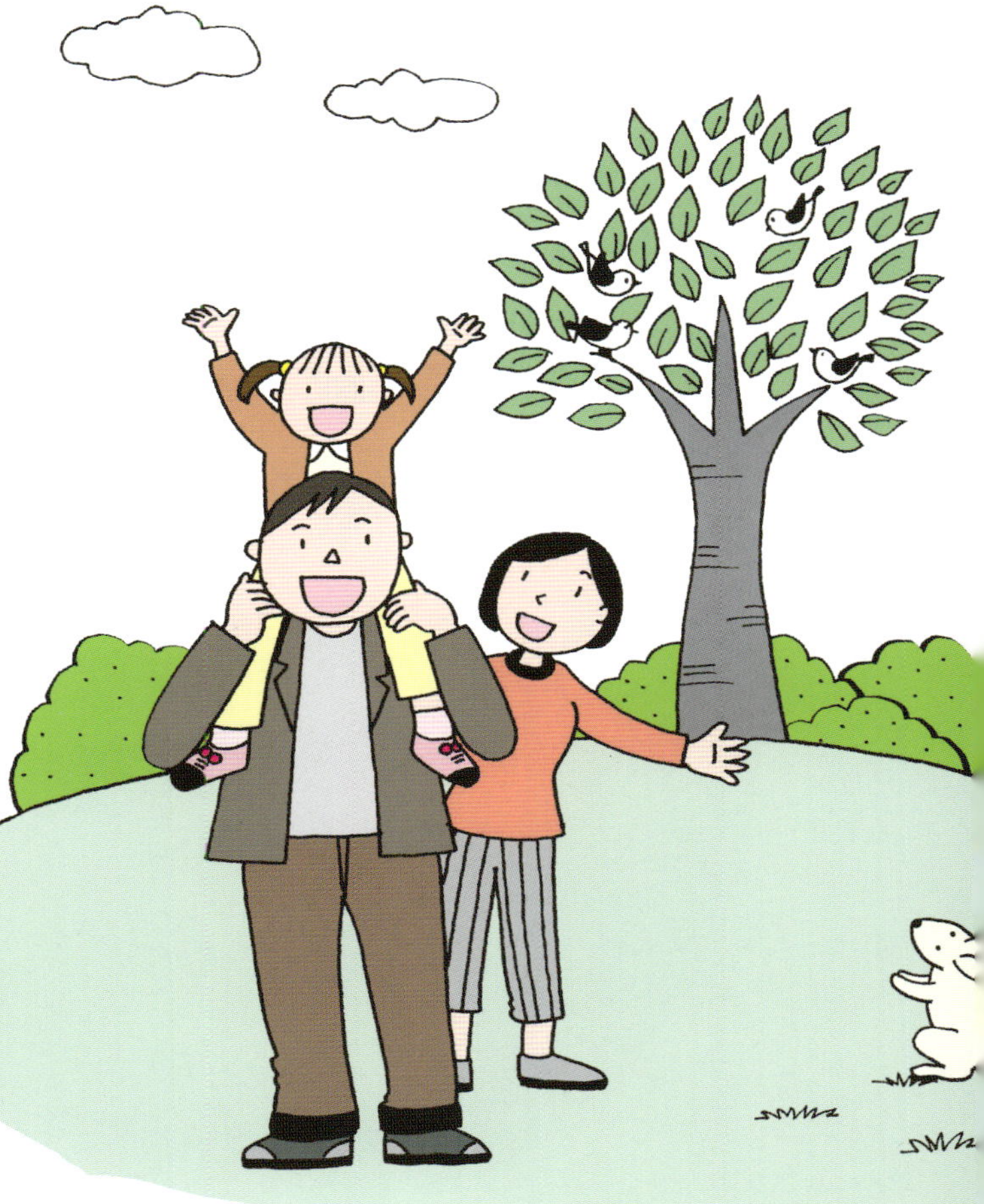

レーザー治療の分類（レーザーアップル）

レーザー光線が生体に照射された場合、生体にどのように反応するのでしょうか。通常はレーザー光が生体に照射された中心部から周辺部に向かって、**「炭化《たんか》」「蒸化《じょうか》」「蛋白凝固《たんぱくぎょうこ》」「蛋白崩壊《たんぱくほうかい》」「融合《ゆうごう》」**そして**「活性化《かっせいか》」**というように、生体反応が弱まっていきます。中心部の「炭化」「蒸化」「蛋白凝固」「蛋白崩壊」までは、細胞や組織を破壊するという反応です。「融合」は細胞や組織の一部を破壊して、その後「活性化」させる反応のことです。

大城クリニック院長の大城俊夫医博は、この反応を模式化して「**レーザーアップル**」と定義し、生体反応にもとづき次のように治療法を3つに分類し体系化しました。

何らかの組織破壊を伴う「**外科的レーザー治療（HLLT）**」、組織の活性

〈レーザー光と生体反応〉

- ▶1番目　「炭化」（carbonization 200～2000℃）
- ▶2番目　「蒸化」（vaporization 110℃～）
- ▶3番目　「蛋白凝固」（protein coagulation 100℃～）
- ▶4番目　「蛋白崩壊」（protein breaking 68℃～）
- ▶5番目　「融合」（welding 55℃以下）
- ▶6番目　「活性化」（activation 40℃以下）

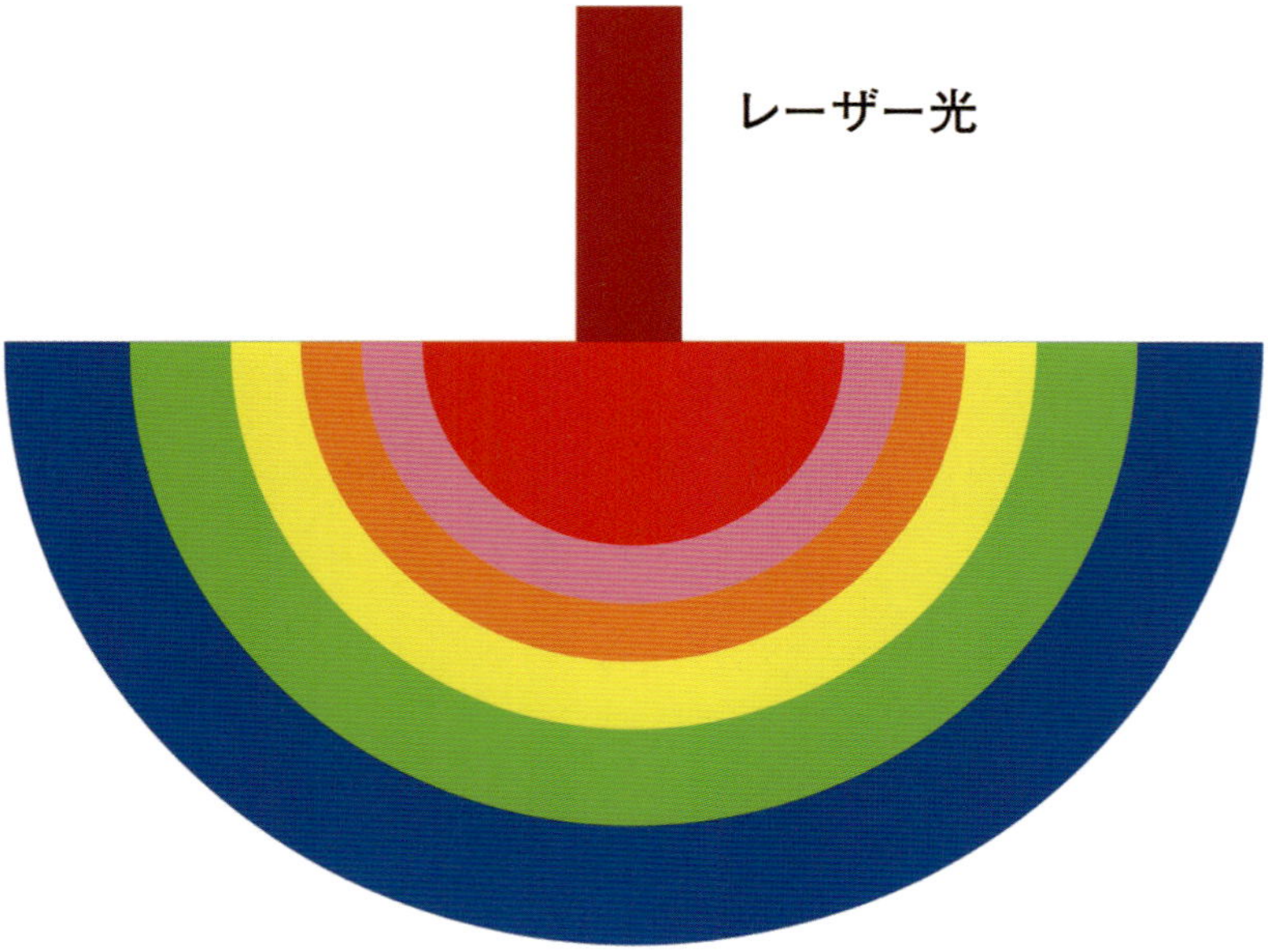

化を利用した「**内科的レーザー治療（LLLT）**」、そして両者の中間である「**中反応レベルレーザー治療（MLLT）**」という大城式レーザー治療法分類は、世界で広く利用されています。

▼外科的レーザー治療（HLLT：High reactive Level Laser Treatment）

レーザーにより細胞や組織が破壊される強い反応を利用した治療のことで、レーザーをメスのように使う治療法です。アザ治療ではレーザーが特定の色にのみ反応するという性質を利用するため、アザの組織のみを選択的に破壊して、皮膚は傷つけない治療が可能になります。

下の図は、カレンダーにレーザーを照射した図です。

黒インクないし赤インクに反応するレーザーを使用することで、紙を焦がさずにインクだけを除去することができるのです。

▼内科的レーザー治療（LLLT：Low reactive Level Laser Therapy）

レーザーを弱くあてて40℃以下の反応にとどめると、組織や細胞は活性化され、血液循環がよくなり、新陳代謝が高まります。その結果、リンパの流れが改善し、筋肉の緊張がとれ、発痛物質の除去や瘢痕（傷あと）の軟化などの効果が現れます。この内科的レーザー治療は、アザの治療のほか、傷あとの治療や各種の痛みの治療、不妊症治療、更年期障害治療などにも応用されています。

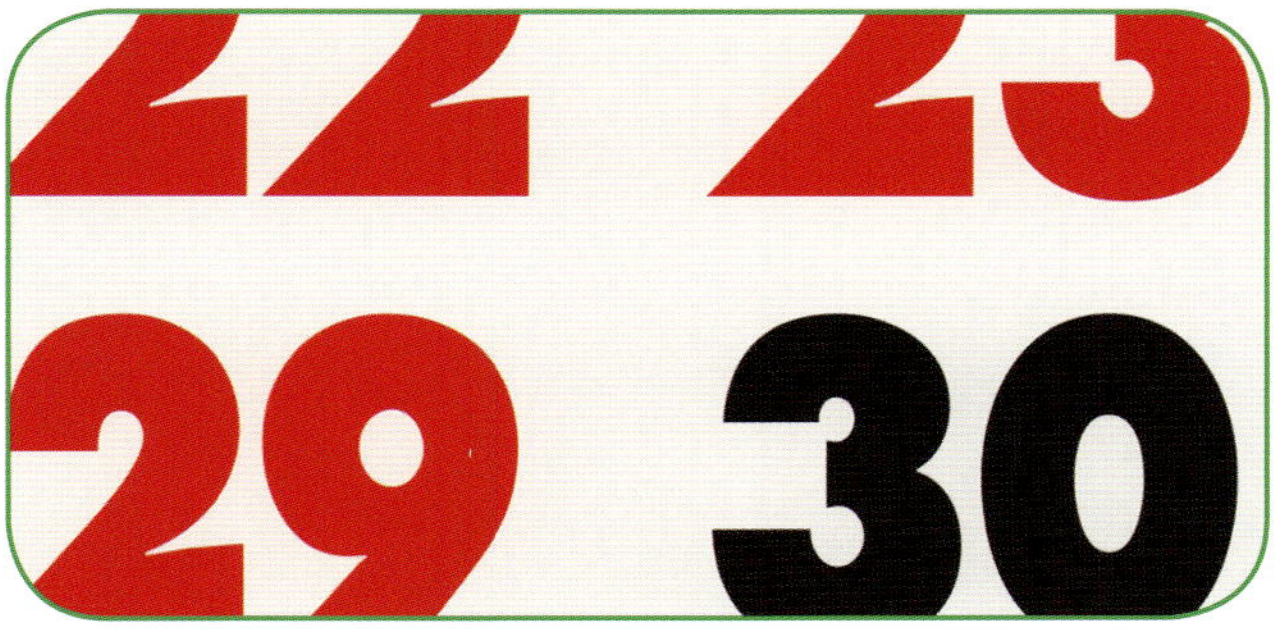

レーザー照射前のカレンダー

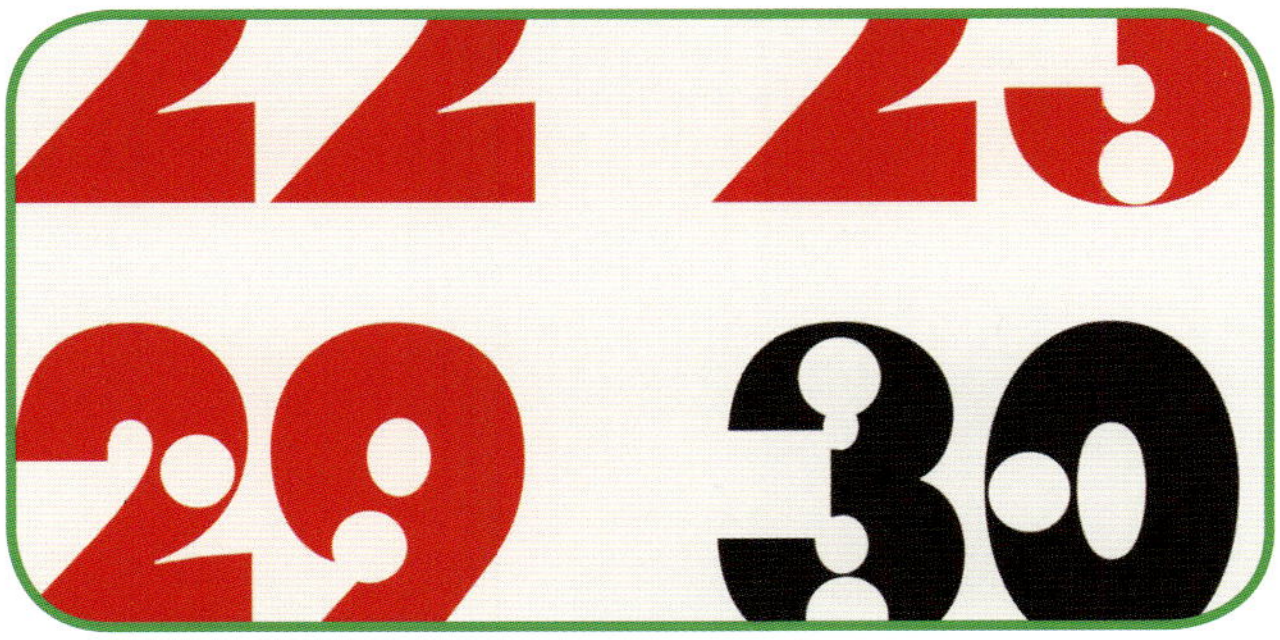

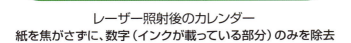

レーザー照射後のカレンダー
紙を焦がさずに、数字（インクが載っている部分）のみを除去

アザの治療に使用されるレーザー機器

▼治療目的に応じた機器を選択

レーザー治療機器には、それぞれ波長や出力、発振形式などによって多くの種類があります。外科的レーザー治療（HLLT）や内科的レーザー治療（LLLT）などのそれぞれの治療目的に応じた生体反応を得るために、様々なレーザー治療機器を選択使用します。

前述しましたが、アザの治療に際しては、アザの種類、部位、個人差などにあわせて最適なレーザー機器を選び出し、出力、照射時間、照射面積などを調節しなければなりません。これらを適確に行ってはじめて、皮膚を傷つけないで色だけを取る治療が可能になるのです。

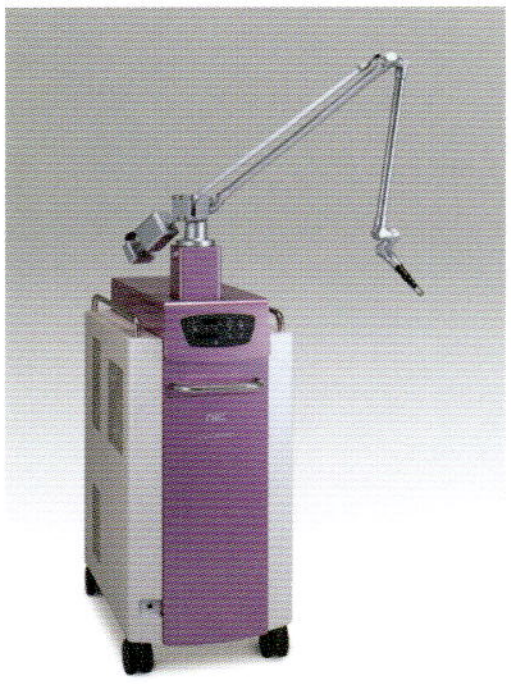

Qスイッチルビーレーザー
扁平母斑・太田母斑・母斑細胞母斑・蒙古斑など

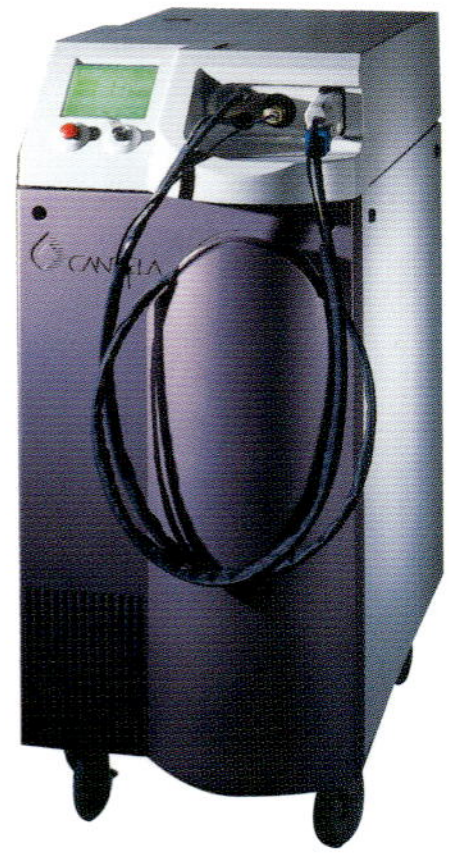

色素レーザー
単純性血管腫・いちご状血管腫・毛細血管拡張症・傷あとなど

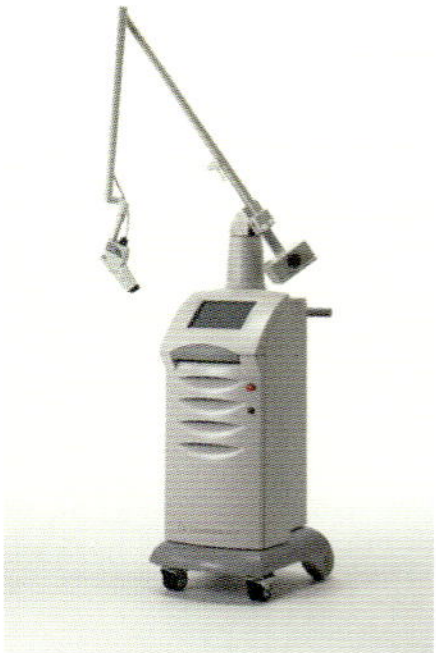

ウルトラパルス炭酸ガスレーザー
傷あと・ニキビ・イボ・ウオノメなど

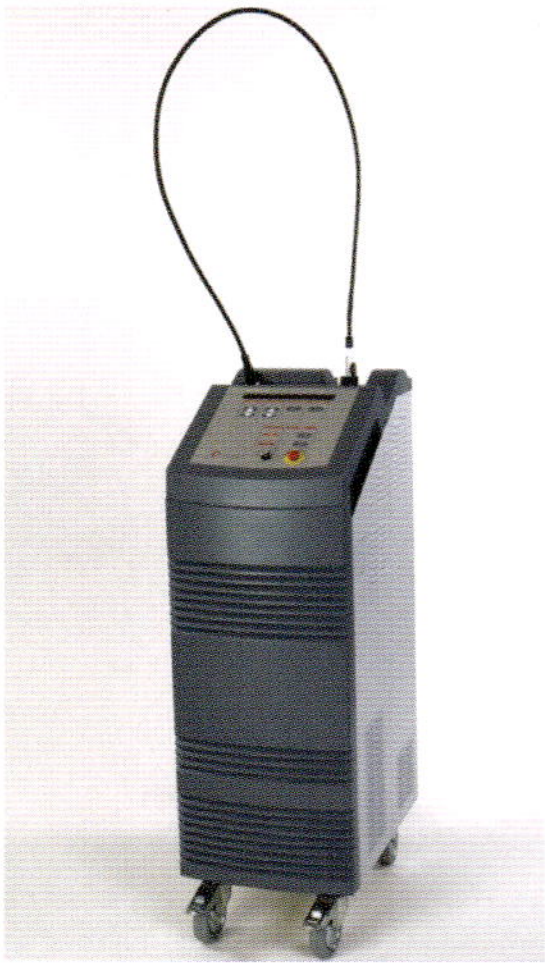

Qスイッチアレキサンドライトレーザー
扁平母斑・太田母斑・母斑細胞母斑・シミ・ホクロ・刺青・傷あとなど

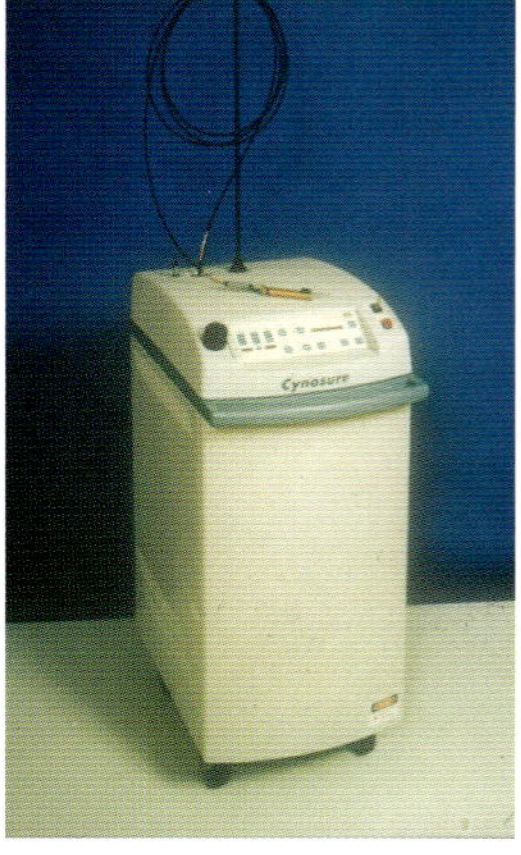

ロングパルスアレキサンドライトレーザー
色素沈着・シミ・シワ・傷あと・脱毛など

Column 6

日本レーザー医学会専門医制度について

現在医療の世界では数多くの領域においてレーザーが使用されています。しかし医用レーザー機器の使用に際しては、安全基準が定められておらず、すべて医師の技量にゆだねられているのが現状です。

アザの治療では、アザの種類によって複数のレーザーを使い分ける必要があるために、治療には専門医による診断を受けることが必要です。

治療には、それぞれのアザの特徴を正確に診断し、適切なレーザー機器類の選択を行います。そのうえでレーザー専門医の資格を持った医師が、複数のレーザー機器を組合わせた治療を行うことで、さらなる治療効果を出すことが可能になります。これを「複合レーザー治療」と呼んでいます。

安全にレーザー機器を使用するためには、これらのレーザー機器を使用する医師、歯科医師、獣医師をはじめとし看護師、技師など、レーザー医療に携わるスタッフのレーザーの安全に関する知識の向上をはからなければなりません。

そこで、日本レーザー医学会では、2006年にレーザー専門制度を発足し、基準を満たす施設及び個人に対し、指導施設・認定施設・レーザー専門医・指導医・認定医・認定技師・指導研究者などの資格を認定することにより、信頼できる医師・病院の育成を行っております。（その中でもレーザー専門医だけが標榜できる資格となっています。）

レーザー治療は近年急速な進歩を遂げ、広く普及されていますが、レーザーの知識・技術の乏しい施設や医師の下での治療トラブルもまだまだ少なくありません。

そこで読者の皆様がレーザー治療を希望される場合は、日本レーザー医学会のホームページ（http://www.jslsm.com/）を開いていただき、受診される前に「個人資格」および「施設資格」を確認されることをお薦めします。

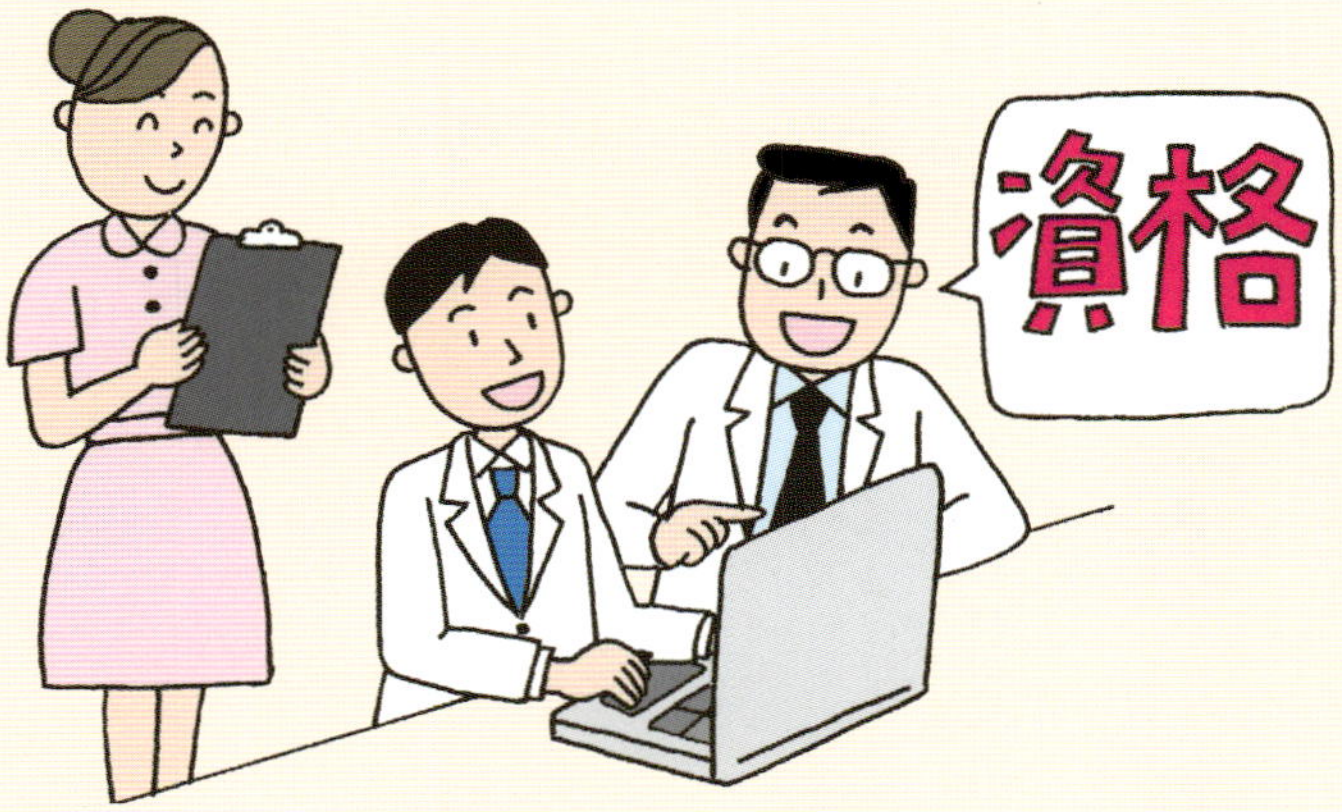

Column 7

徹底した安全対策を行い、適正にレーザーを管理・使用することが必要

レーザー機器を適正に使用していくためには、しっかりとした安全・管理対策を行っていかなくてはなりません。

レーザーの安全基準は、医療用レーザーを含めて日本工業規格の「JIS C6802 レーザ製品の安全基準」(2014年)に規定され、また旧厚生省薬務局長通達「レーザー手術装置について」(1979年)により規制を受けています。

また、日本レーザー医学会・日本消化器内視鏡学会からは1988年と1990年に安全使用に関するガイドラインが制定されています。これらの安全対策の基準に準じて次のような対策を講じることが医療機関には求められています。

①レーザー機器の管理責任者及び管理者を選定し、特定の訓練を受けた者が取り扱う
②レーザー安全区域を設け、特定の場所以外では機器の取り扱いを行わない
③使用レーザー装置の掲示を明確に行う
④目の保護を行う
⑤治療室の照明を明るくする
⑥使用する器具は良好に保つ
⑦使用する器具は無反射のものとする
⑧引火性・爆発性の薬品類の使用は避ける
⑨使用者の安全管理教育を徹底する
⑩管理区域内の入出者に対し、十分な安全管理を行う

●レーザー治療専門施設の取り組み

レーザー治療専門施設である大城クリニックでは、常に安全で高度なレーザー治療を提供できるようにさらに厳しいレーザー機器の安全管理対策を行っています。レーザー治療機器は精密医療機器であり、日々の維持管理が非常に重要です。毎日の照射パターンや光軸チェックはもちろんのこと、週1～2回の出力チェックを40年間行い続けています。

また日本工業規格ではレーザーの出力基準は±20%を許容範囲としていますが、大城クリニックでは臨床上の安全性と治療効果を考え、−10%(90～100%)の範囲内を許容範囲とし、厳しい基準を課してすべてのレーザー機器に対して、専用の計測機器を用いて維持管理を行っています。患者さんのために再現性のある良質のレーザー治療の提供を行うためには、日々の維持管理を行うことが非常に重要なのです。

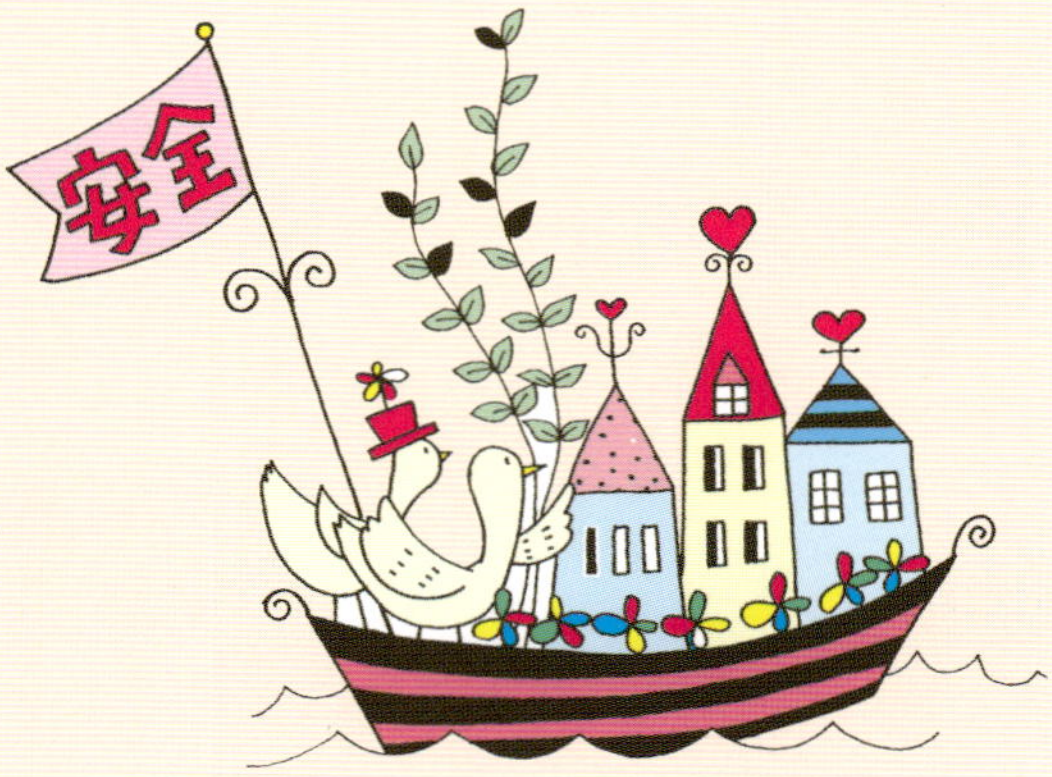

第3章

レーザーでいろいろな「アザ」が治った

―切らずに治せるレーザーによるアザ治療―

アザの色や
アザのレーザー治療の特徴とは?

なぜ赤アザは《赤い色》に青アザは《青い色》に
見えるのでしょうか

アザには〈赤アザ・青アザ・茶アザ・黒アザ〉などがあります。
なぜ、そのような色の違いが起きるのでしょうか?
〈赤い〉アザが途中から色が変わって、〈青く〉なったり
〈茶色〉になることはないのでしょうか?
アザの種類が変われば、治療の方法や経過も
それぞれに変わってくるようです。
それぞれのアザは、どんなしくみで色がつくのか
どんな特徴を持っているのか
あらためて先生に伺ってみました。

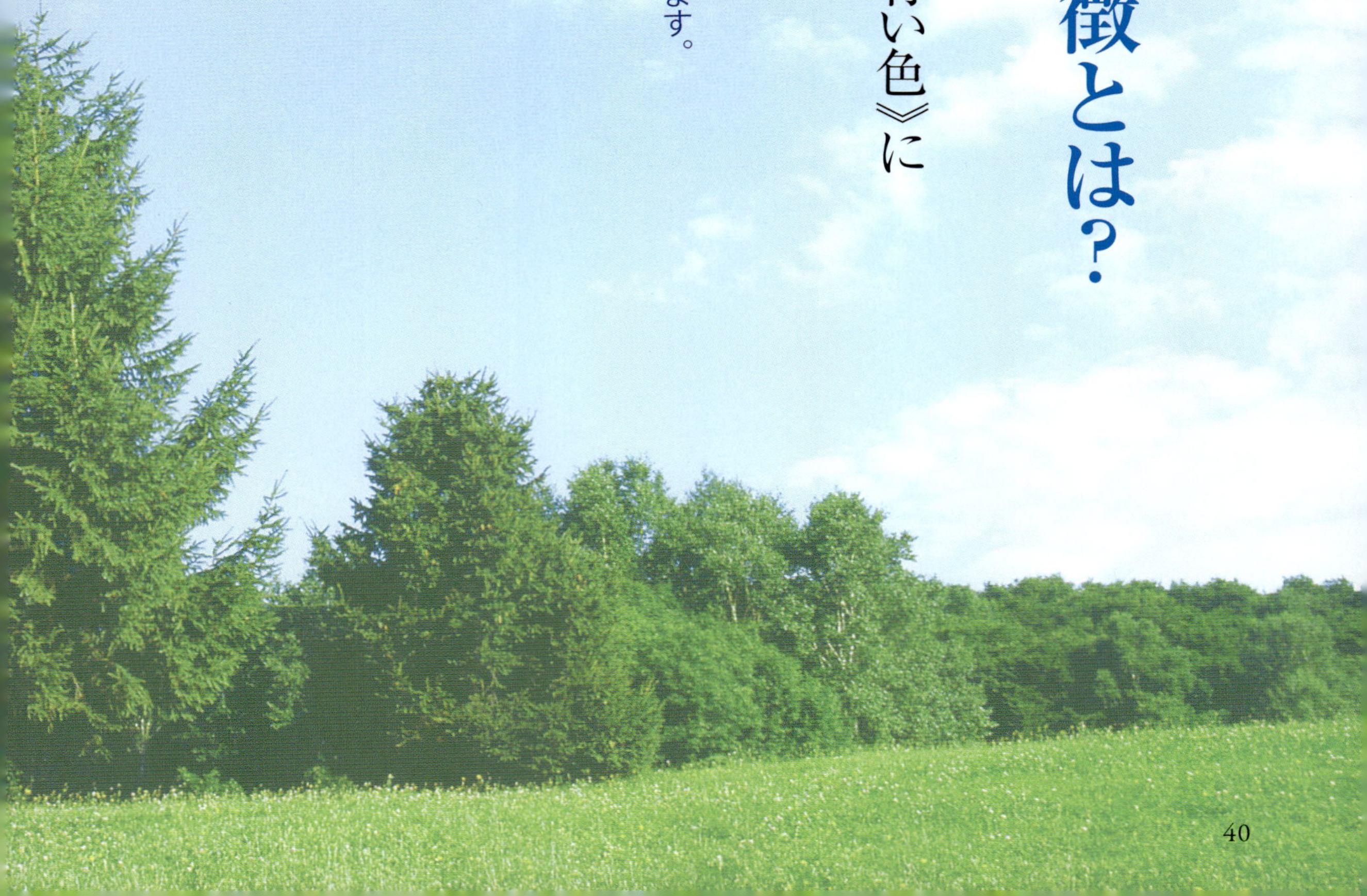

赤アザには赤や青紫など いろいろな色のアザがあります

——赤アザはなぜ赤く見えるのでしょうか？

先生　血液は、心臓から大動脈、動脈、小動脈を通じて、毛細血管へと運ばれて行きます。「赤アザ」は、この毛細血管や小静脈の一部が異常を起こして、拡がったままの状態になっているため、血液が透けて赤や青紫、ピンク、紅などの色に見えるのです。

赤アザには、生後間もなく出現して、1歳ぐらいまで大きくなる「いちご状血管腫」、生まれつき皮膚が赤くなっている「単純性血管腫（毛細血管性血管奇形）」、皮膚の深い部分にできる青紫色の「海綿状血管腫（静脈奇形）」、毛細血管の拡張により頬や鼻などがリンゴのように赤く見える「毛細血管拡張症」などがあります。

つまり、赤アザの中にもいろいろな色のアザがあるということなのです。

——赤アザの治療には、どのようなレーザーが使用されるのでしょうか？

先生　赤アザの治療は、アザの種類・病変に応じて、レーザーの機種を選択して使い分けます。当院では、色素レーザー、Nd：YAGレーザーを中心とした「複合レーザー治療」を行っています。

これにより、従来の治療方法では難しいとされていたアザの深い部位や、太い血管を中心とした病変に対しても、著しい効果を上げることができるようになりました。

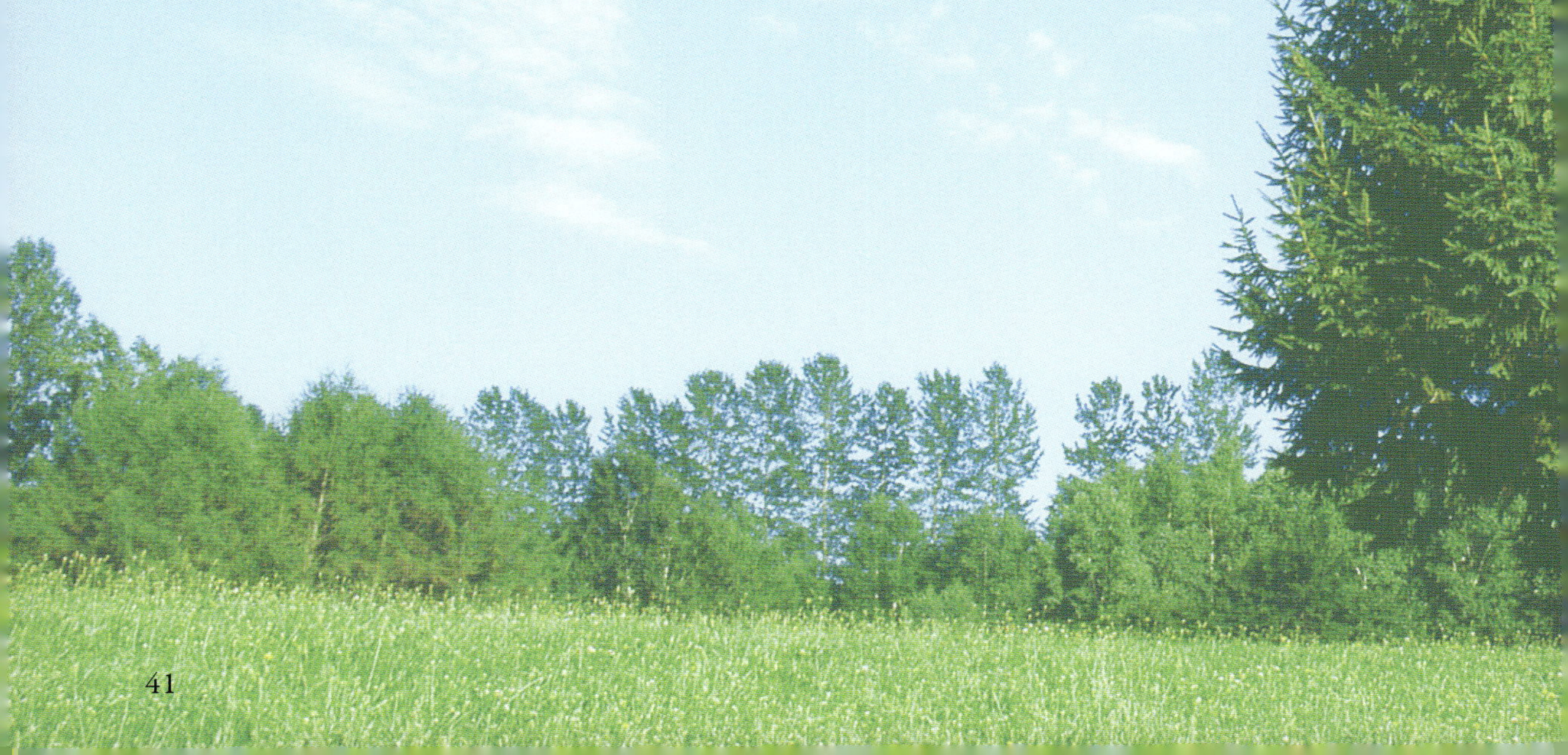

——赤アザの場合は、クリニックに来られるのは乳幼児とか学童期の子供たちが多いのですか？

先生　赤アザの中で最も多いのは単純性血管腫で、やはり乳幼児期・学童期の患者さんが多いです。早いほど治りもよいし、治療期間も短くなりますから。

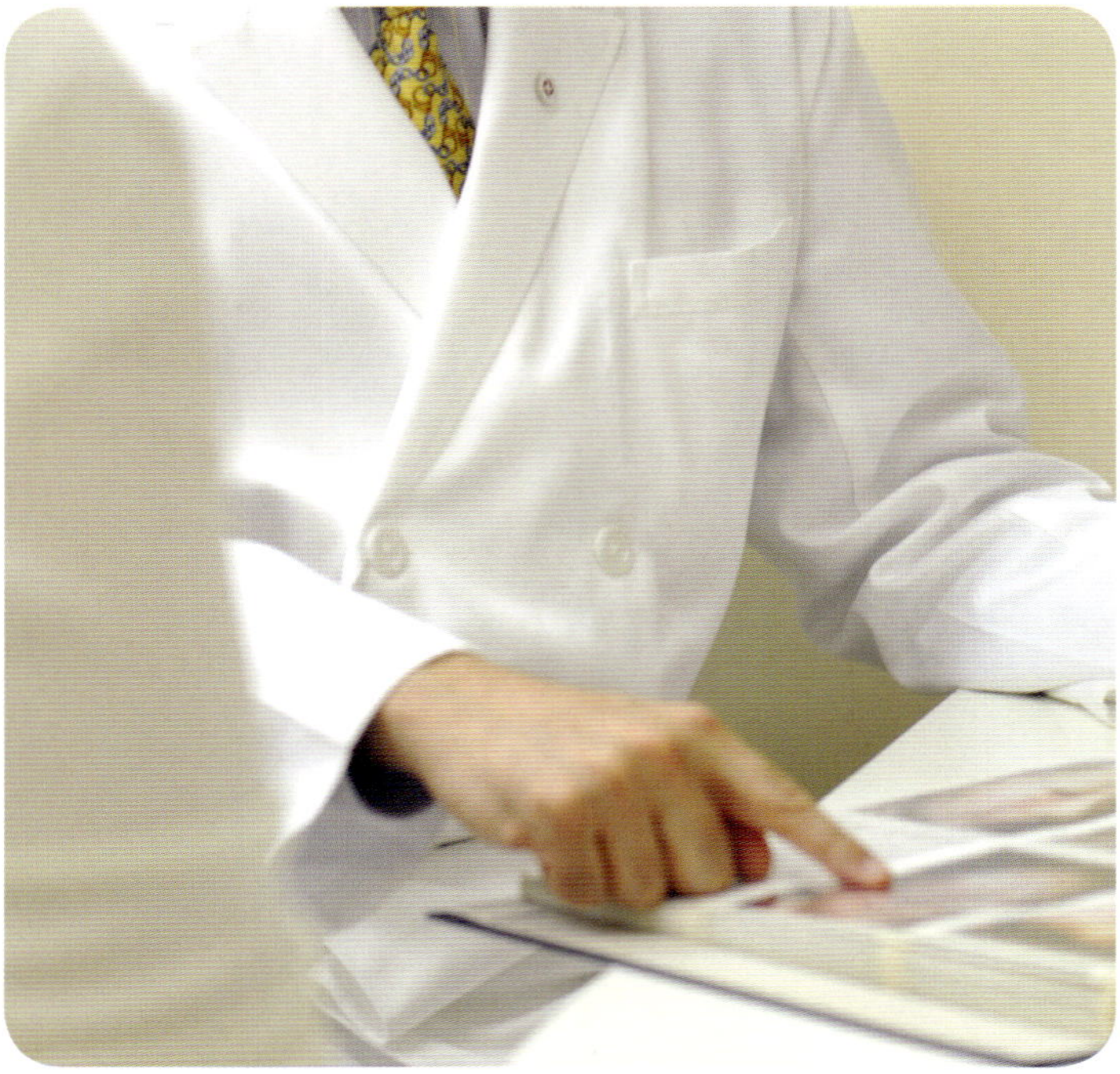

しかし、思春期や壮年期、あるいは老年期に入ってからも生まれながらの血管腫が気になって来られる患者さんは後を絶ちません。

たとえばある患者さんは、生まれながらの顔のアザを気にして24歳（**53ページ左参照**）で来られましたが、アザは数回の治療でなくなり、今では周囲の皮膚とほとんど変りありません。

また、乳幼児の例ですと、右腕にできた「いちご状血管腫」で生後2カ月で来院された方もいます。（**48ページ参照**）。

この方の場合は、生後3週間くらいにアザが腕に現れて、1カ月で血管腫が増殖し増大してしまった状態でした。

「いちご状血管腫」の場合は、広がりが早く、あっという間に大きくなりますが、ほとんどの場合は5～8歳くらいまでに消えてしまいます。

病変によってはそうはいかず、残ってしまう場合があります。ですから、お子さんのためにも、乳幼児期からの治療で完全になくしてしまうことが間違いがないわけです。

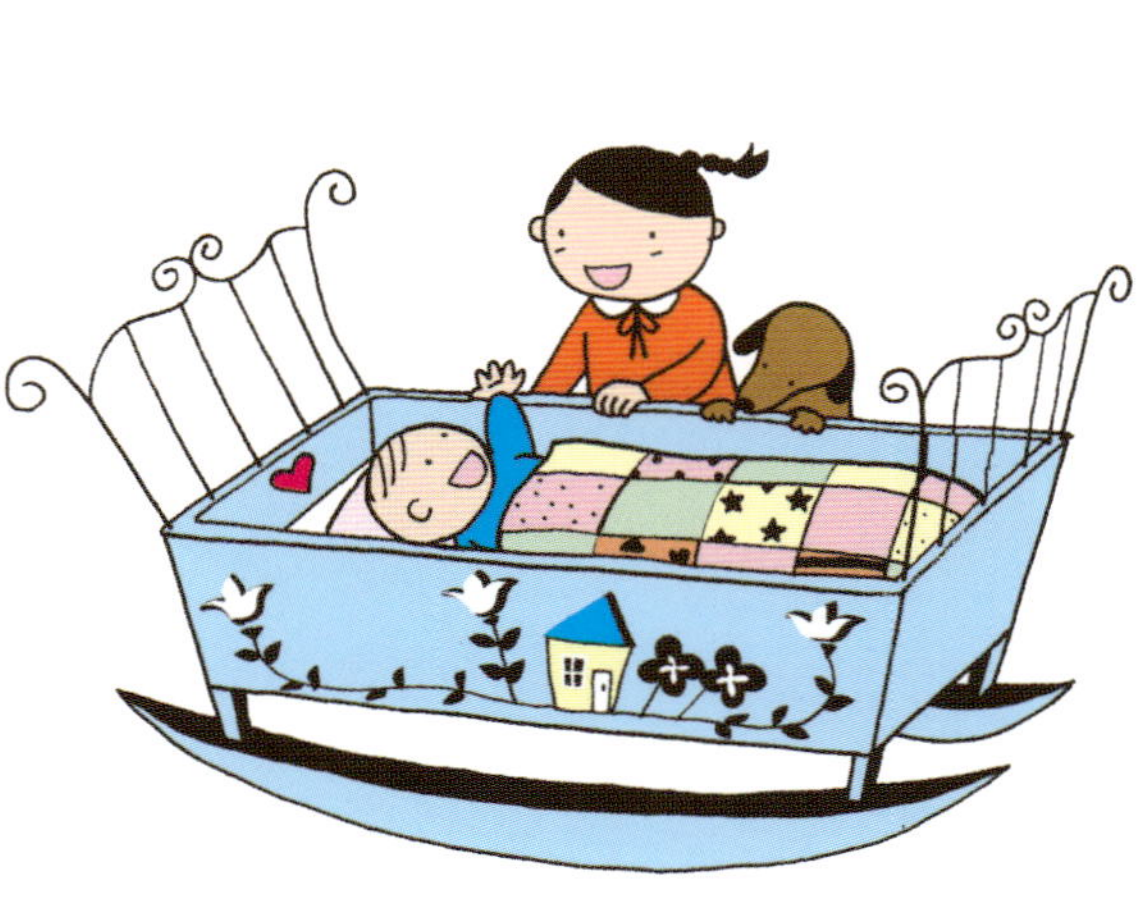

青アザは手足や腰など体にあることも多いですね

――青アザはなぜ、青く見えるのですか？

先生　青アザは、顔面もしくは体にある灰白色（スレート色）や青黒色のアザの総称です。

青アザは、皮膚の深いところにメラニン色素が集まったもので、「太田母斑」「蒙古斑」「異所性蒙古斑」などの種類があります。

皮膚の茶色い色のメラニン色素は、通常は皮膚の表面にしかありません。ところが皮膚の表面からおよそ0.5㎜～0.6㎜以上の深さにメラニン色素が集まると「青く」見えてきます。皮膚の表面にメラニン色素があれば、ただ単に茶色くなるだけですが、深いところにあると、光の屈折率の兼ね合いで青く見えるのです。もっと深いところにあると黒く見えてきます。

――海辺では、浜辺に近い浅いところでは青く、深いところでは青黒く見えますが、それと似ていますね。

先生　そうです。光の屈折によって、反射した光が青や茶色に見えるわけです。例えば、顔にできる「太田母斑」では表面と中でメラニン色素が産生されていて、表面の茶褐色と内側の青色の2つの色が混ざって見えます。

――青アザというと、赤ちゃんのお尻の〝蒙古斑〟が有名ですが、治療で多いのはどのアザですか？

先生　最も多い患者さんは「太田母斑」ですね。「蒙古斑」も範囲が広かったり、お尻から離れた場所にある場合は治療が必要です。

青アザの治療では、すべてのメラニン色素を一度に取り除くことは難しいため、徐々に色を取り除いていきます。そのため、少なくとも2年～3年の治療期間が必要になるのです。

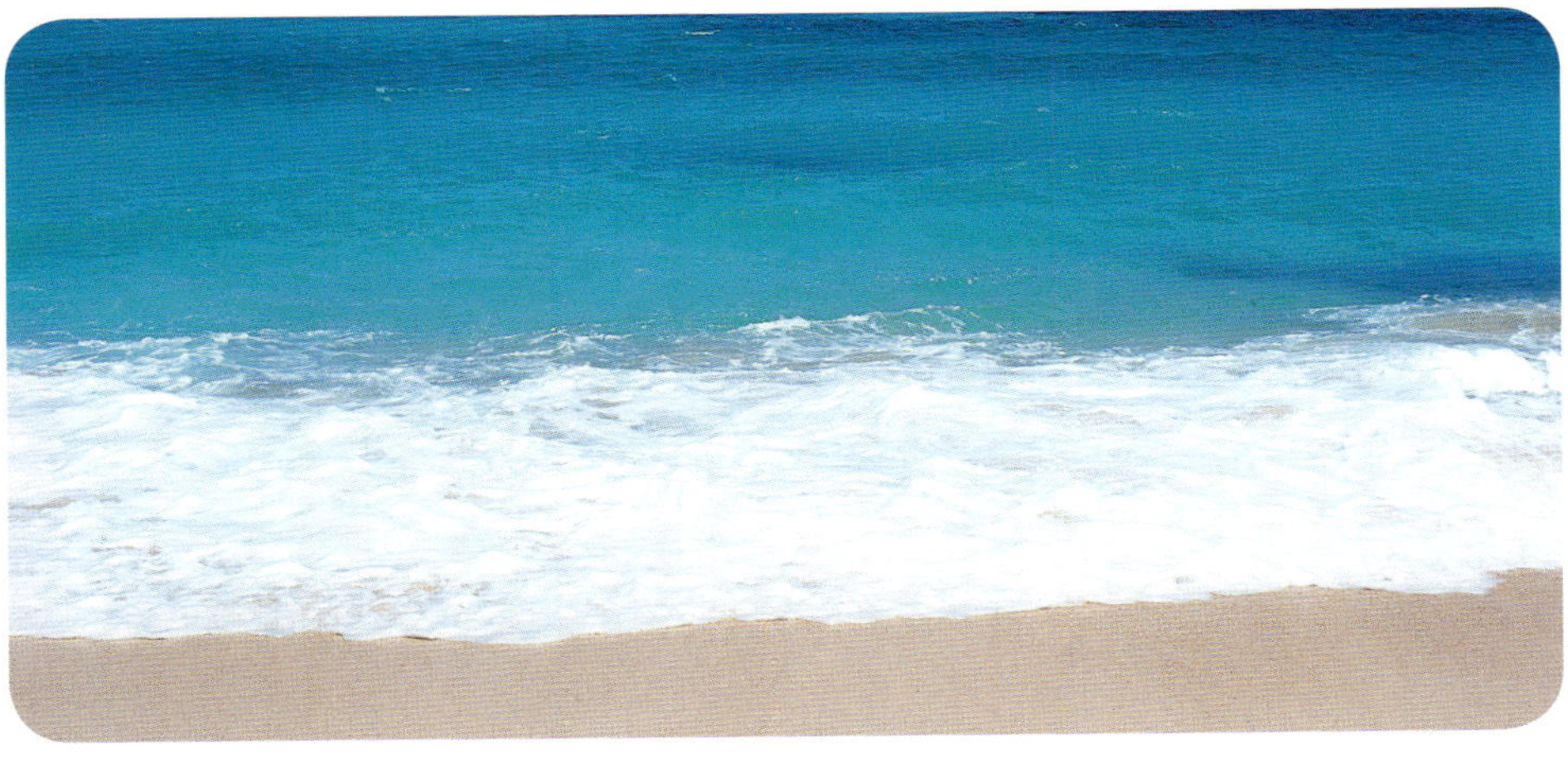

太田母斑はレーザー治療で治る疾患になりました

――太田母斑のレーザー治療についてもう少し詳しく教えてください。

先生　「太田母斑」には生まれつきのものと、思春期にホルモンの関係で生じるものとがあります。

「太田母斑」の名称は、１９３０年代に皮膚科医の太田正雄医師が、この疾患を発見したことから「太田母斑」と名付けられました。

「太田母斑」の女性（25歳）（**56ページ左参照**）の場合は、15歳ころに青い斑点が頬にできはじめ、18歳までに頬全体に広がってしまいました。化粧で隠していたのですが、ご主人の勧めもあって当院を受診されました。ご家族のサポートもあり、治療はスムーズに進みました。

通常の青アザのレーザー治療は２～３回の治療で目に見えた改善が見られ、５～８回の治療で完治するケースが一般的です。

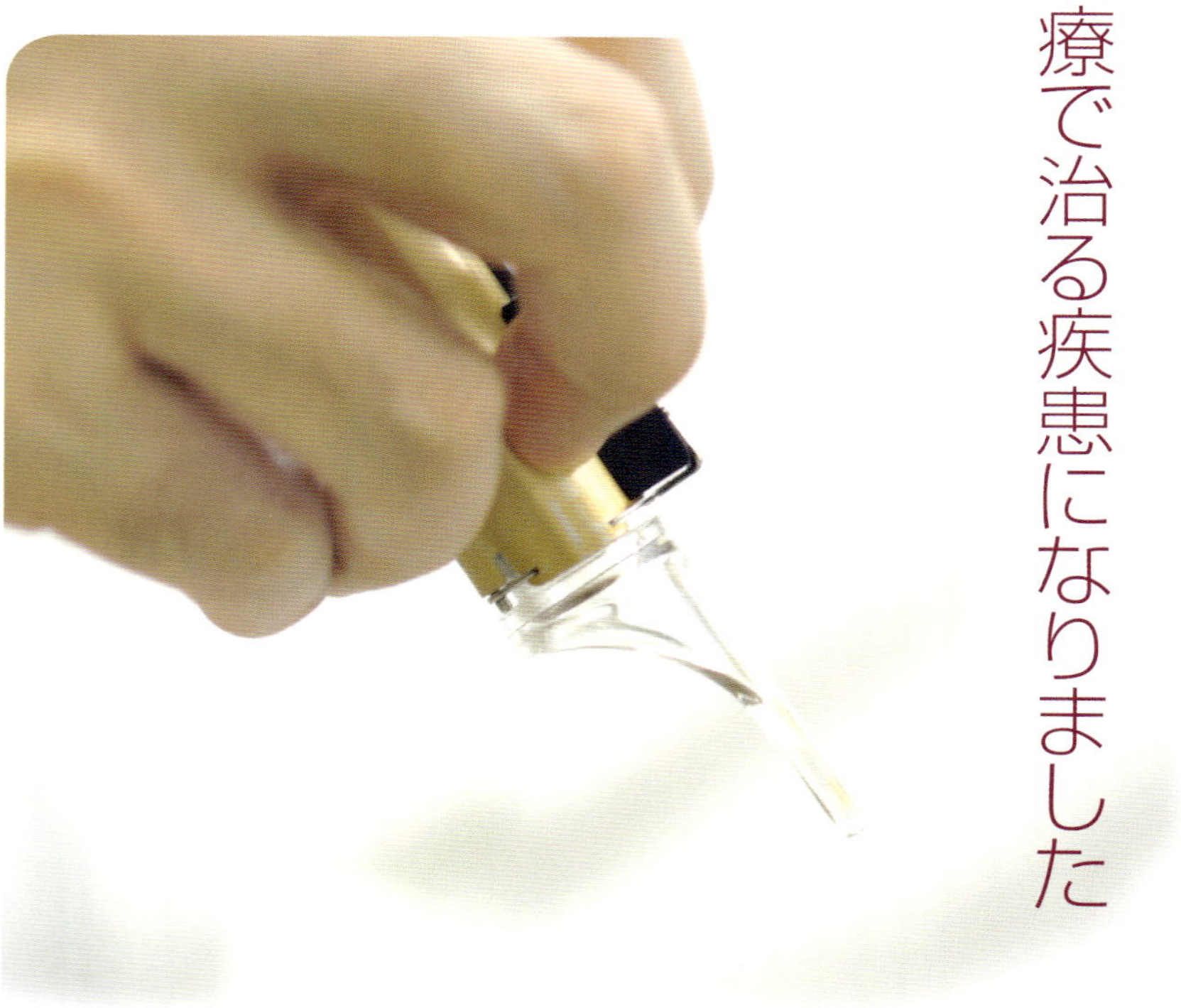

この方の治療は、３カ月ごとに6回のレーザー治療を行い、２年半で色調はほぼ改善しました。治療の終了後に、ご本人が「これからは素顔で子育てに専念できるのでうれしいです」と嬉しそうに話してくれたのが今でも印象に残っています。

「太田母斑」は、治療開始年齢や部位によって、治療回数や治療期間に差が出てしまいますが、レーザー治療により治る疾患になりました。

茶アザは赤アザや青アザとはどのように違うのでしょうか？

――茶アザは、なぜ茶色いのでしょうか？

先生　皮膚で作られているメラニン色素は紫外線防御のために常時産生されているのですが、茶アザは、その機能がある部位だけ亢進している状態なのです。

そのため茶アザは日焼けすると、周辺の皮膚と同じように色が濃くなり、また日焼けがおさまると色が薄くなります。

茶アザは、赤アザや青アザとは異なり、皮膚の色が単に茶色いだけで機能的に何ら異常はありません。

――茶アザにはどんなタイプがありますか？

先生　茶アザには、生まれつきの「扁平母斑」や思春期から出現する「遅発性扁平母斑」があります。

「扁平母斑」は、身体のどこにでも生じますが、ある程度の大きさのものが5～6個ある場合には別の疾患を合併していることがあるので、専門医に相談されるとよいでしょう。

「扁平母斑」は治りやすいタイプと、治りにくいタイプがありますが、早期にレーザー治療をした方が、治療効果も高いので、できるだけ早めに受診されることをお勧めします。

通常は、複数のレーザーを用いた複合レーザー治療を行います。

「遅発性扁平母斑」は、思春期に発現する多毛を伴った褐色斑で、女性より男性にやや多い傾向が認められます。好発部位は、肩、胸、肩甲部および大腿部で、通常は片側に発現します。夏の海水浴などの日焼けが誘因になることが多く、秋になっても日焼けのあとが残っているといって受診される方がほとんどです。

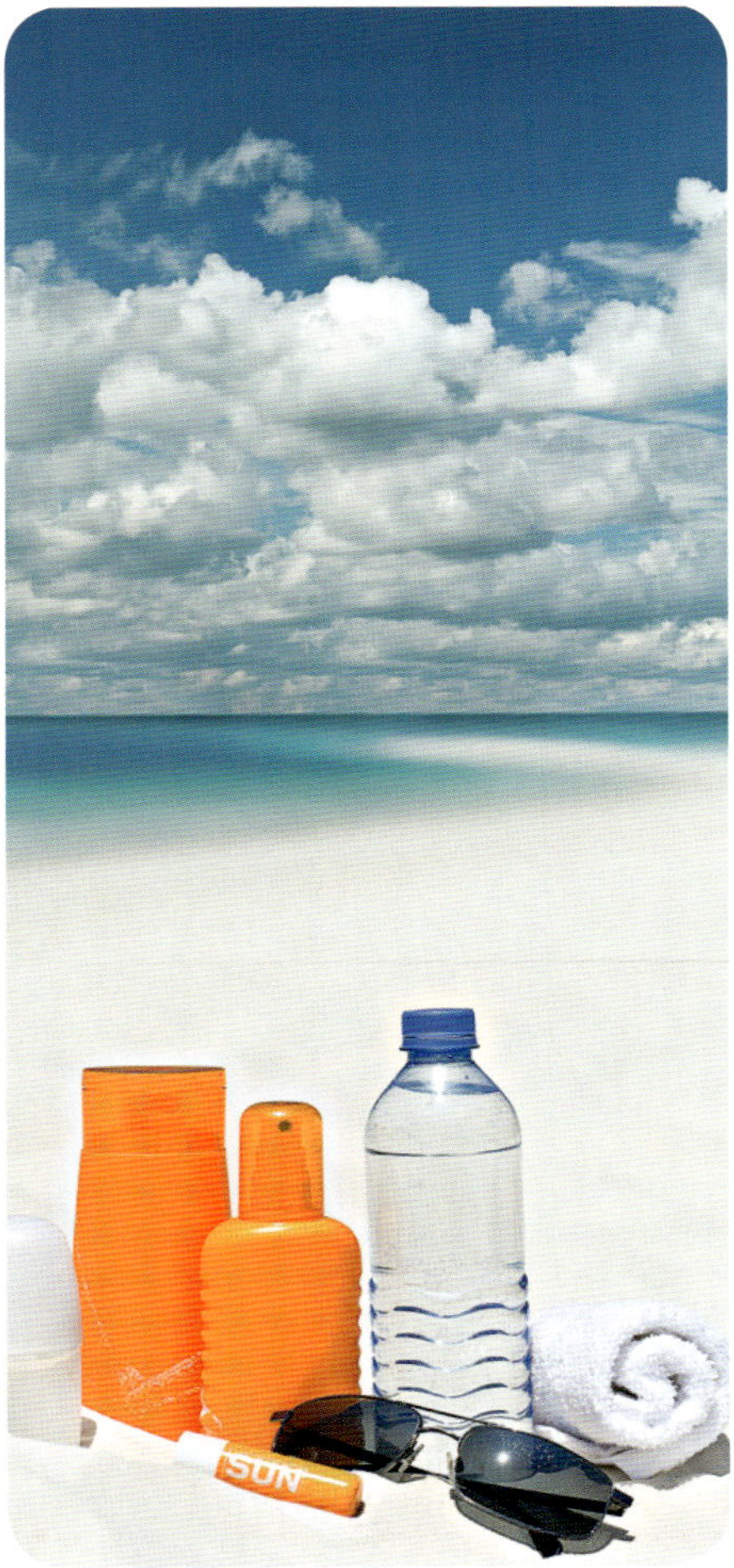

黒アザは生後すぐのレーザー治療が効果的です

——黒アザはなぜ黒いのでしょうか？

先生　黒アザは、胎児期における外胚葉由来の色素細胞や神経細胞になる細胞が分化しきれずに母斑細胞となり皮膚の中で集落を形成してできるアザで、その色から「黒アザ」と呼ばれています。

　黒アザは、良性腫瘍であることがほとんどなのですが、安全に取り去るために手術も行われています。

　しかし、母斑細胞の数を減らすことで、アザを目立たなくすることもできるため、整容的な目的でレーザー治療も広く行われるようになりました。

　母斑細胞は生後徐々に皮膚表面から深部に向かって滴落していくことが知られていますので、早期に診断を受けた方がよいでしょう。

　レーザー治療を行う場合は、やはり生後早期のうちに治療を開始するほうが効果的です。

——黒アザと、ホクロは同一なのですか？

先生　ホクロとは直径5ミリまでの黒、白、こげ茶、茶などの色で、平らなものや盛り上がった後天的にできた「母斑細胞母斑」のことを指します。

　ホクロの細胞は、先天的な「母斑細胞母斑」と同じものです。

　手のひらや足の裏にできるホクロ、眼鏡の刺激を受けたり、カミソリなどで出血させてしまったりすることの多いホクロ、色が均一でなく表面にデコボコのあるホクロはがんになる可能性があります。そのためにがんの予防としてホクロはあらかじめ取っておいたほうがよいでしょう。

先生　乳児健診やかかりつけの病院で「そのうちに消える」と言われると安心してそのままにしたり、「あまり気にしないほうがよい」という親ごころや気遣いが治療時期を遅らせてしまうこともあります。ご家族としてはこうしたアザの症状の基本的な事柄を知っておくことは大切なことですね。

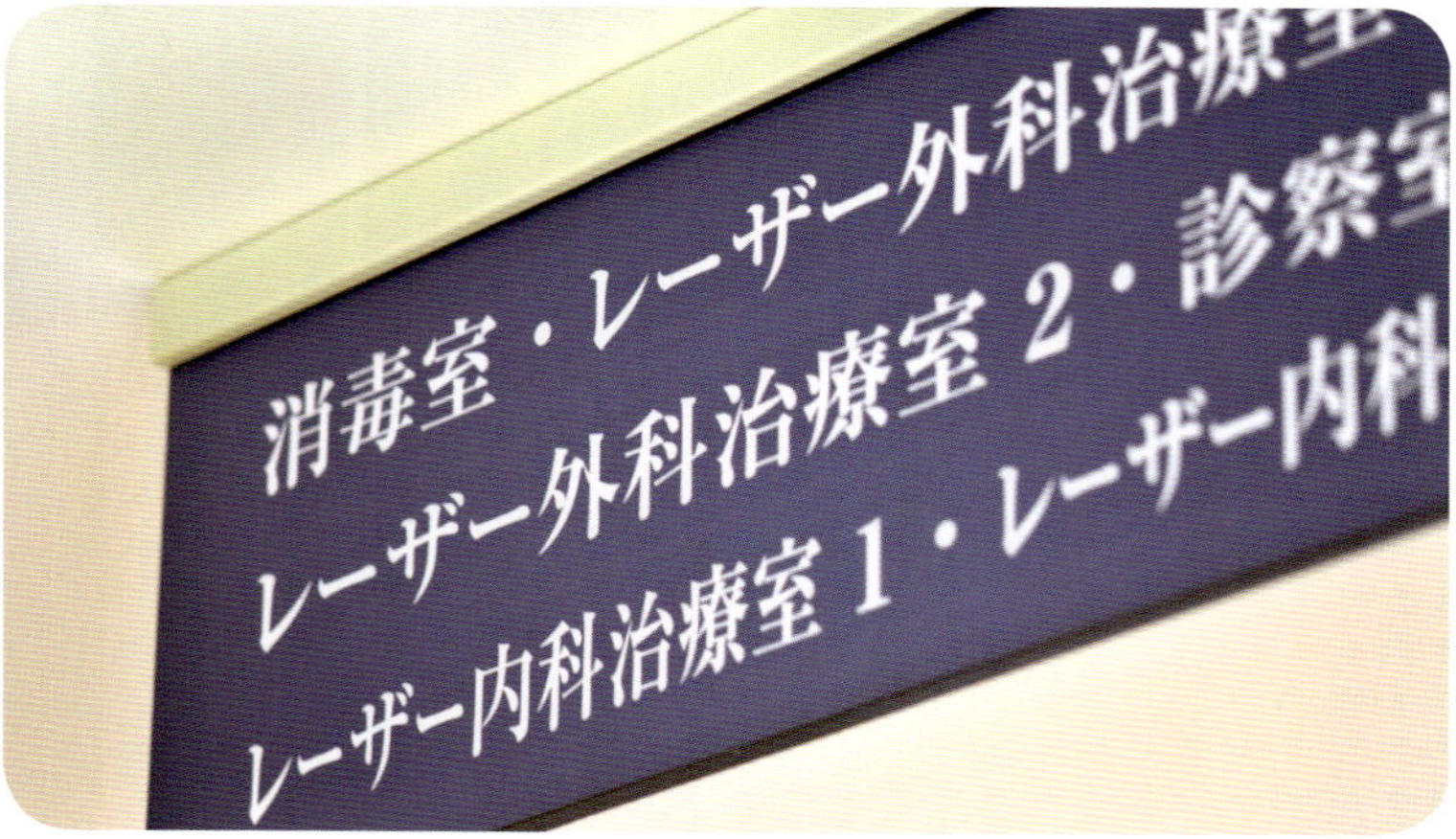

アザのレーザー治療データファイル

―新生児から高齢者まで30人の実例―

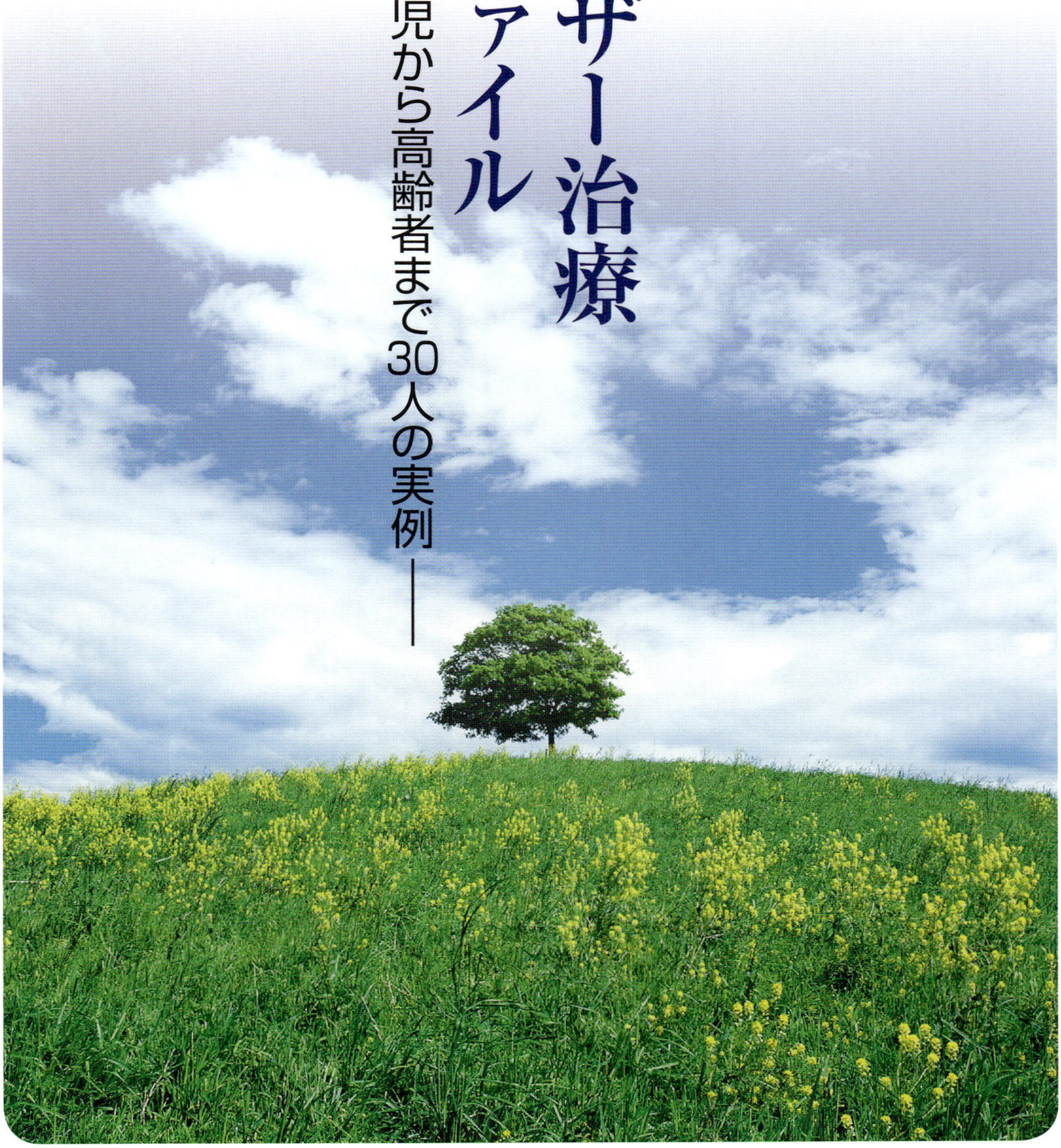

赤アザ いちご状血管腫

乳児

早期のレーザー治療で2歳前にはいちご状血管腫が消失

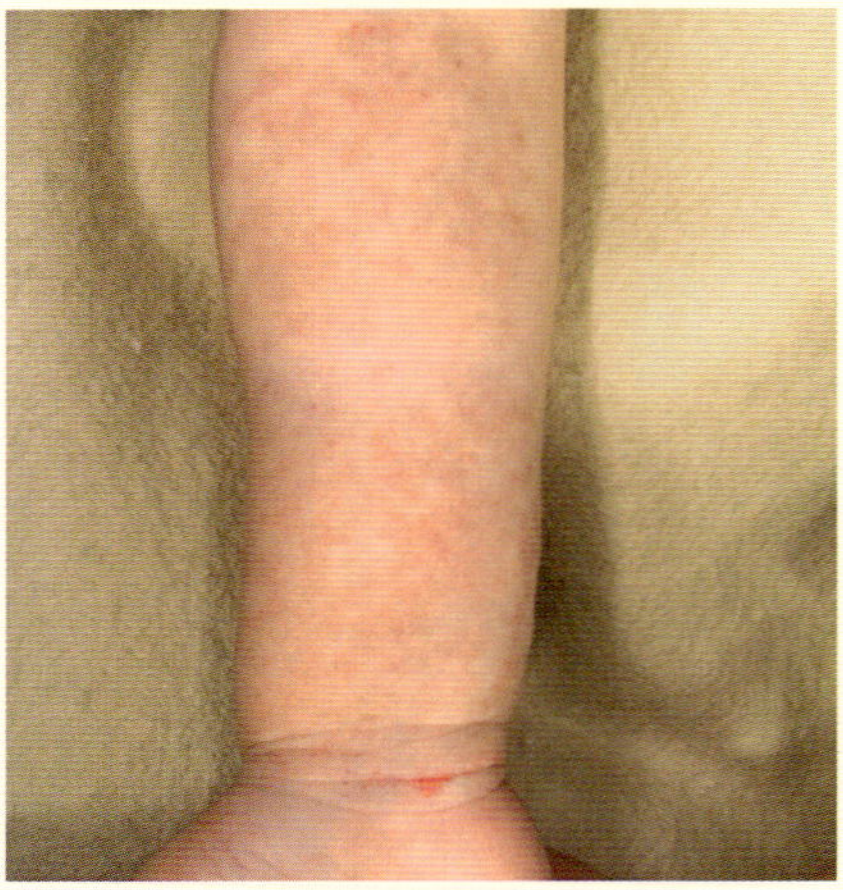

■治療後

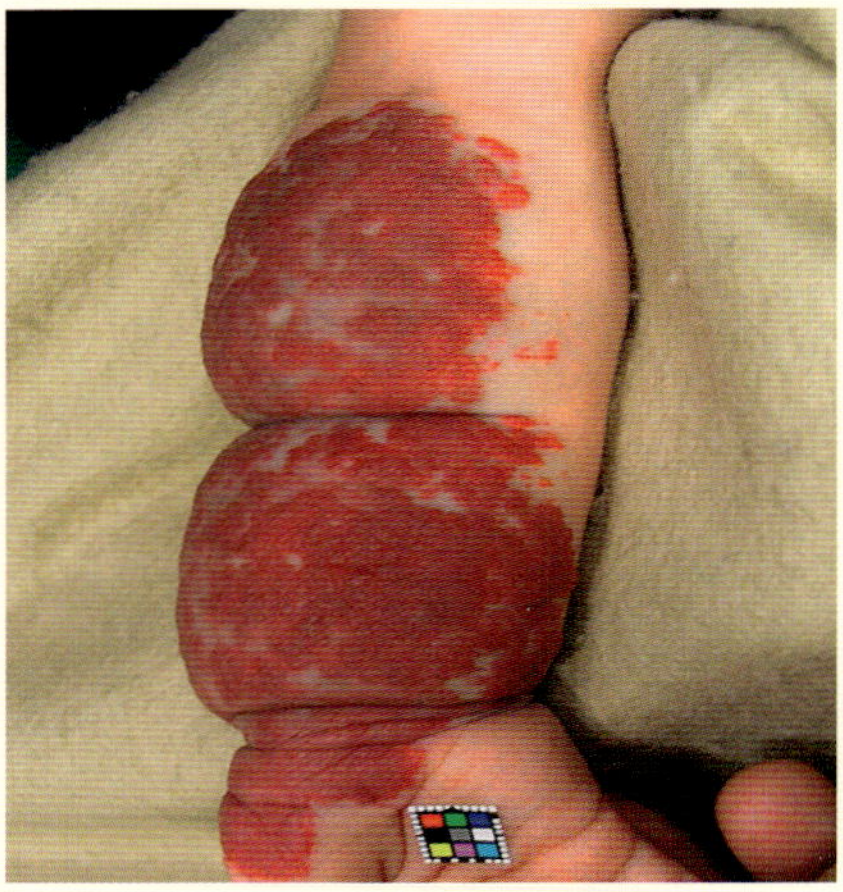

■治療前

●症例① 腕のアザ／初診2ヵ月

生後3週間で突然右腕が赤くなり始め、あっという間に1ヵ月間で血管腫が大きくなってしまったということです。

近所の小児科の先生から「そのうちに小さくなるから問題ない。放っておいてもよい」と言われていましたが、予想以上の大きさになってきたため不安になり来院されました。

両親の強い要望もあり初診時よりレーザー治療を開始しました。治療を開始して2ヵ月後の生後5ヵ月目には、血管腫の増大傾向はストップし、徐々に小さくなり始めました。

1歳8ヵ月時には、赤みはほとんど消えましたが、腕の太さの左右差が残っていました。治療後の腕の左右差の調整や皮膚の色調のフォローアップで、5歳まで通院していただきました。

今では腕の太さも左右差はなく、腕を出して元気に外遊びをしているようです。

いちご状血管腫に対するレーザー治療では、血管腫が増殖期の早期に治療を開始した方が早く消失させることができます。

赤アザ いちご状血管腫
乳児

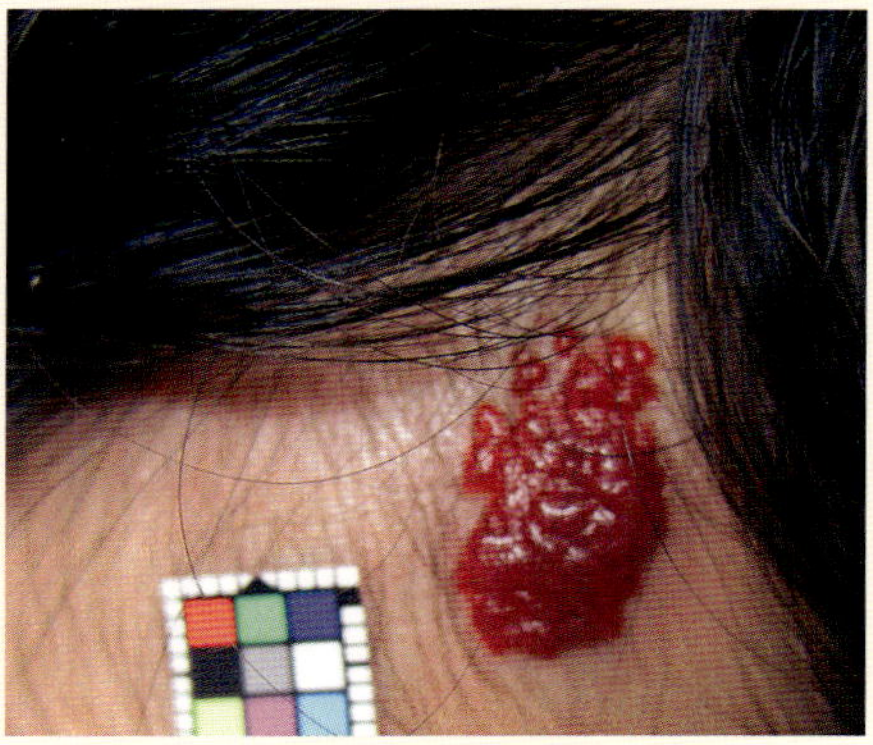

■治療前

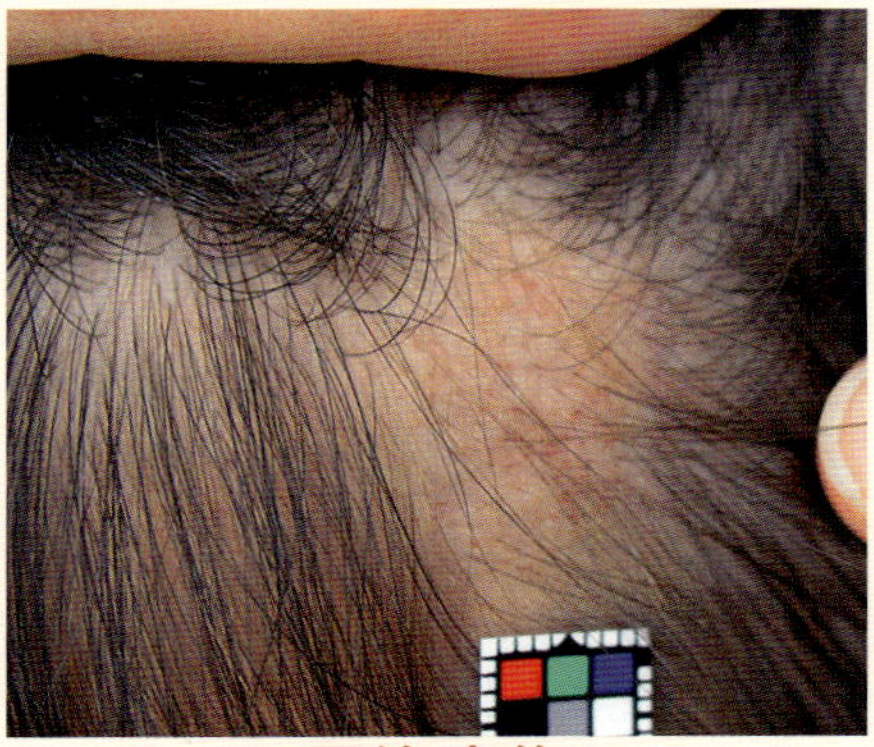

■治療後

症例② 額のアザ／初診2カ月

生後2週間目に出現した額のいちご状血管腫です。レーザー治療を開始して7カ月目に腫瘤が小さくなり始め、1歳6カ月時には完全に消失しました。

その後、皮膚状態のチェックで3歳まで経過観察しました。毛の生える部位の血管腫では、毛根を傷めないようにレーザー照射の間隔を十分取りながら治療を行う必要があります。

赤アザ いちご状血管腫
乳児

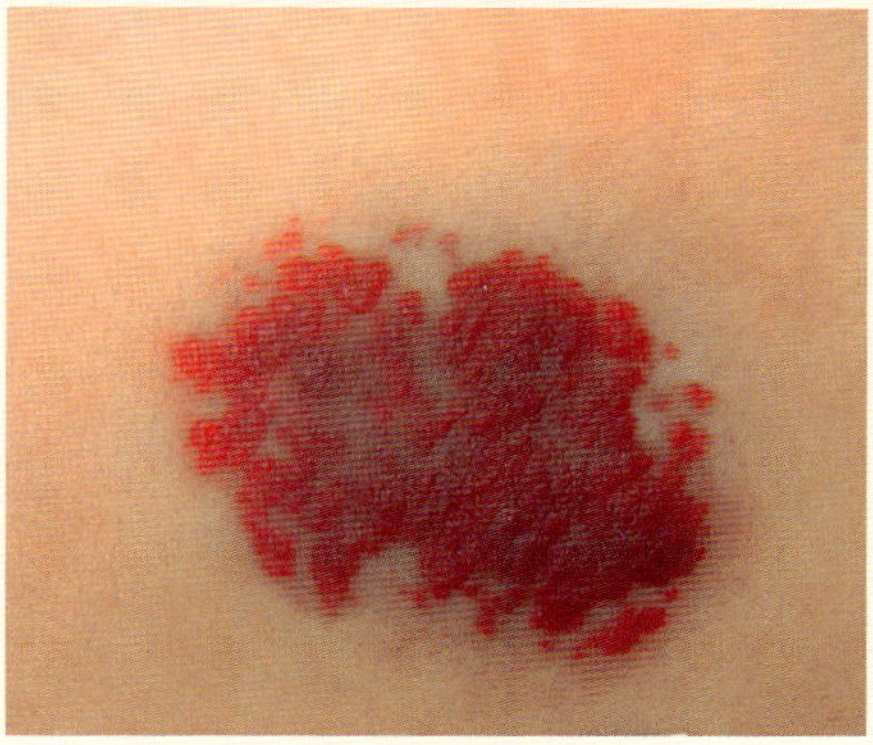

■治療前

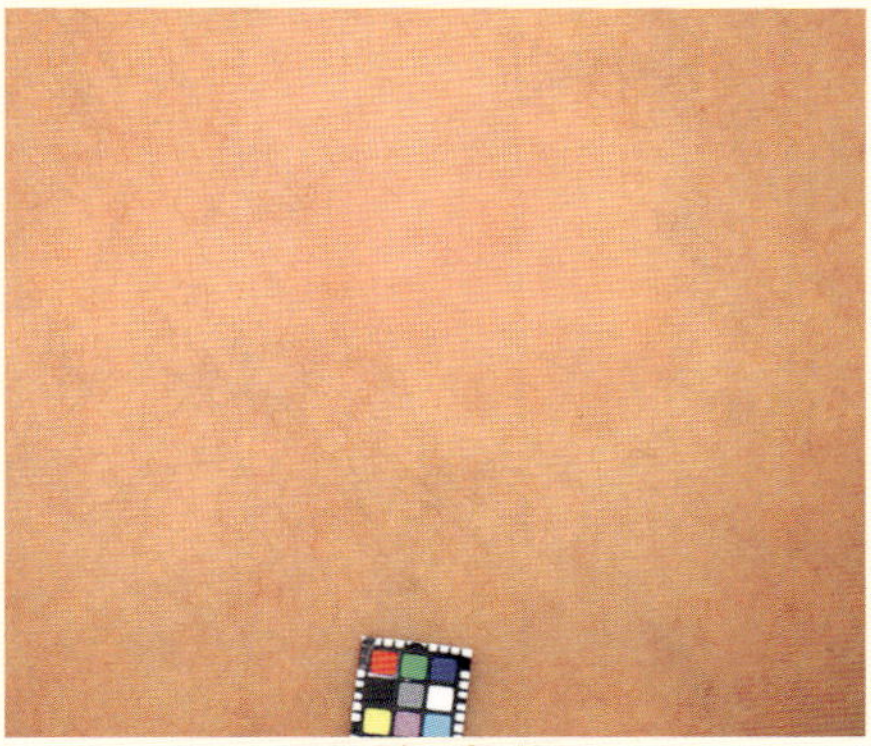

■治療後

症例③ 胸のアザ／初診5カ月

生まれつき胸の部位が少し赤く、生後4週間目から隆起し青がかってきたそうです。皮下の血管腫が急速に増大して隆起が目立つため、すぐにレーザー治療を開始しました。

3カ月毎に照射を行い、徐々に色調が改善し腫瘤は縮小してきました。また、治療後に皮膚の質感を損なわせないスキンケア指導も行っています。

赤アザ いちご状血管腫

乳児

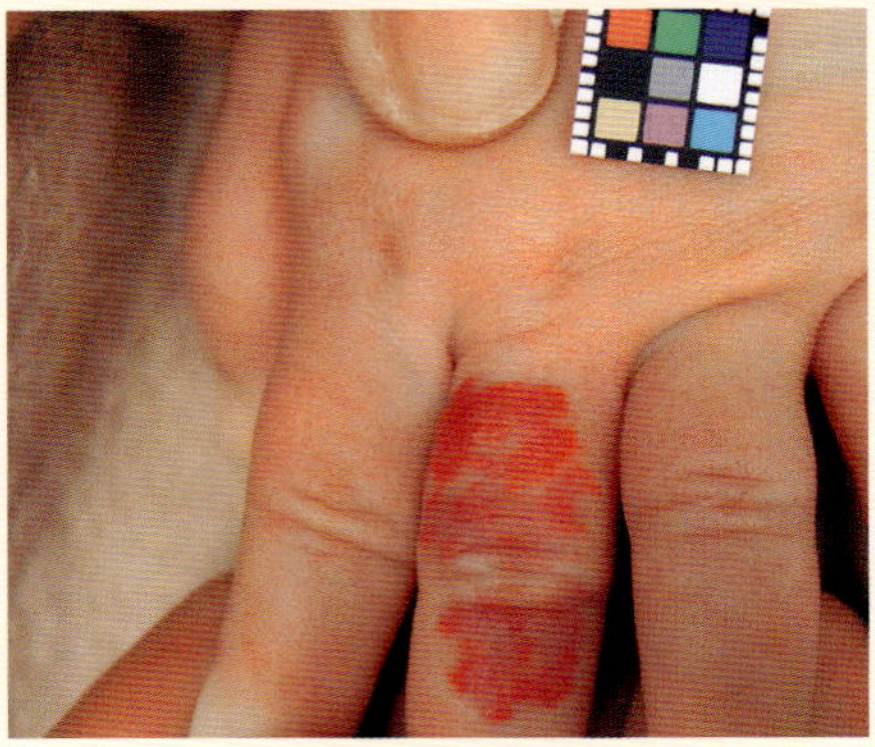

■治療前

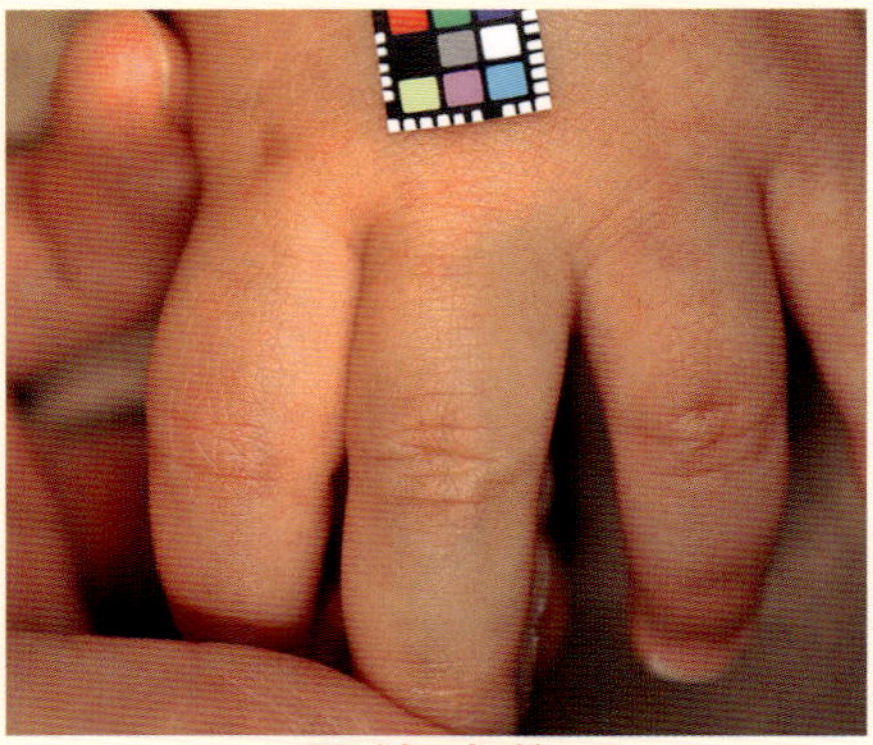

■治療後

症例④ 手のアザ／初診2ヵ月

生まれつき指に赤い点があることは気づいていましたが、範囲が広がり隆起し始めたので心配になり来院されました。すぐにレーザー治療を開始し、6ヵ月時には小さくなり始め、1歳時には、ほぼ消失しました。

極めて早い段階で治療を開始できたことが早期に改善できたポイントでした。

赤アザ いちご状血管腫

乳児

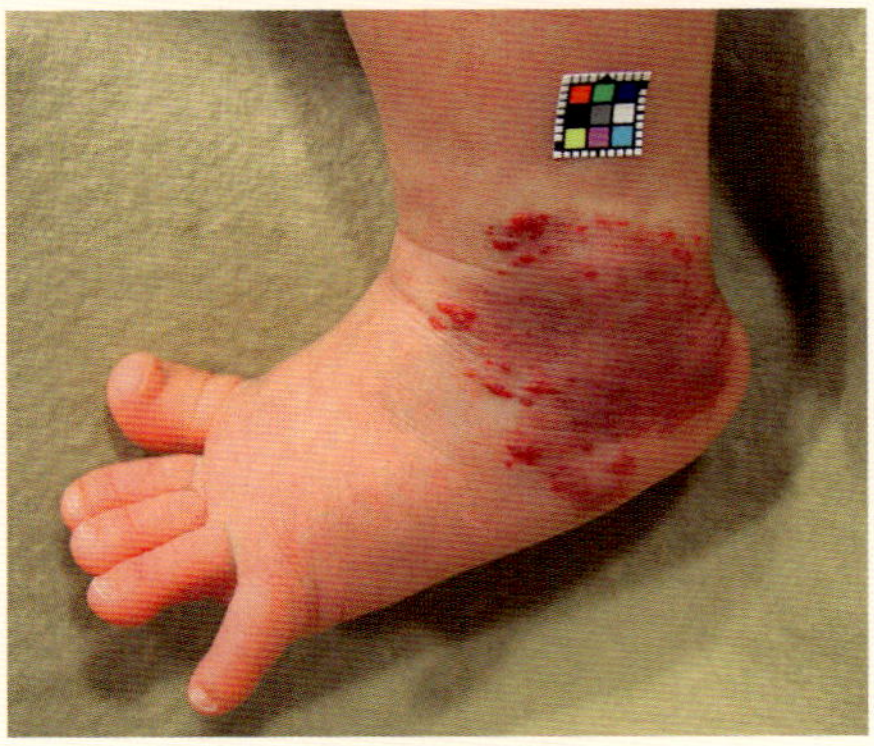

■治療前

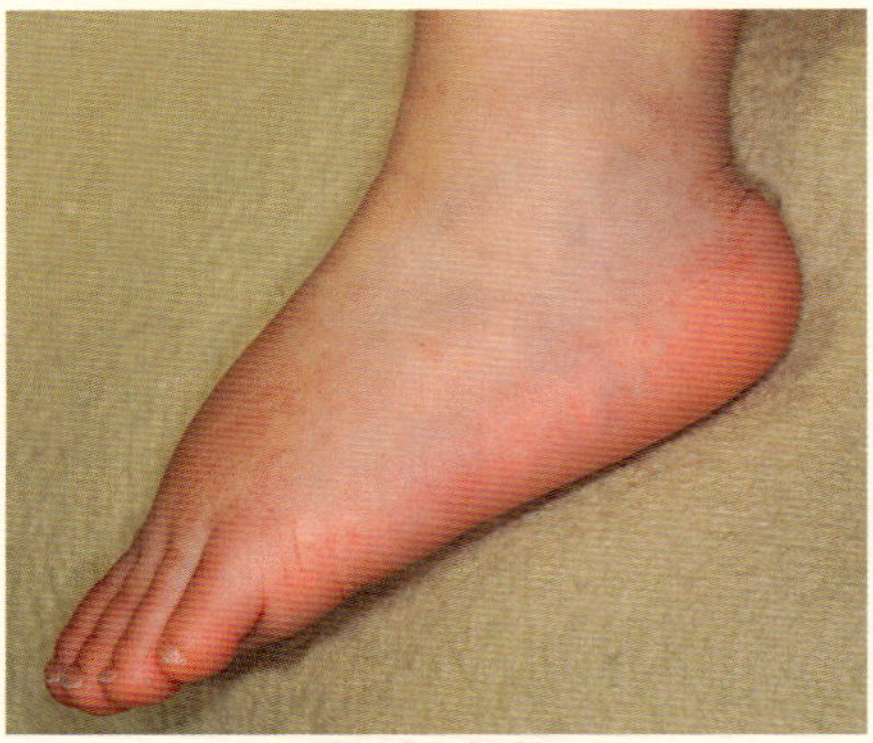

■治療後

症例⑤ 足のアザ／初診2ヵ月

生後1週間目で足に赤アザが見つかり、2ヵ月目の健診時に先生の勧めで治療のため来院されました。レーザー治療を始めると増殖スピードが落ちて小さくなり始め、1歳6ヵ月時にはほとんど消え、2歳で治療は終了しました。

このように検診時に先生方の適切なアドバイスがあると早期治療が可能になります。

赤アザ 単純性血管腫

新生児

新生児からの早期治療にて 1歳半までに治療終了

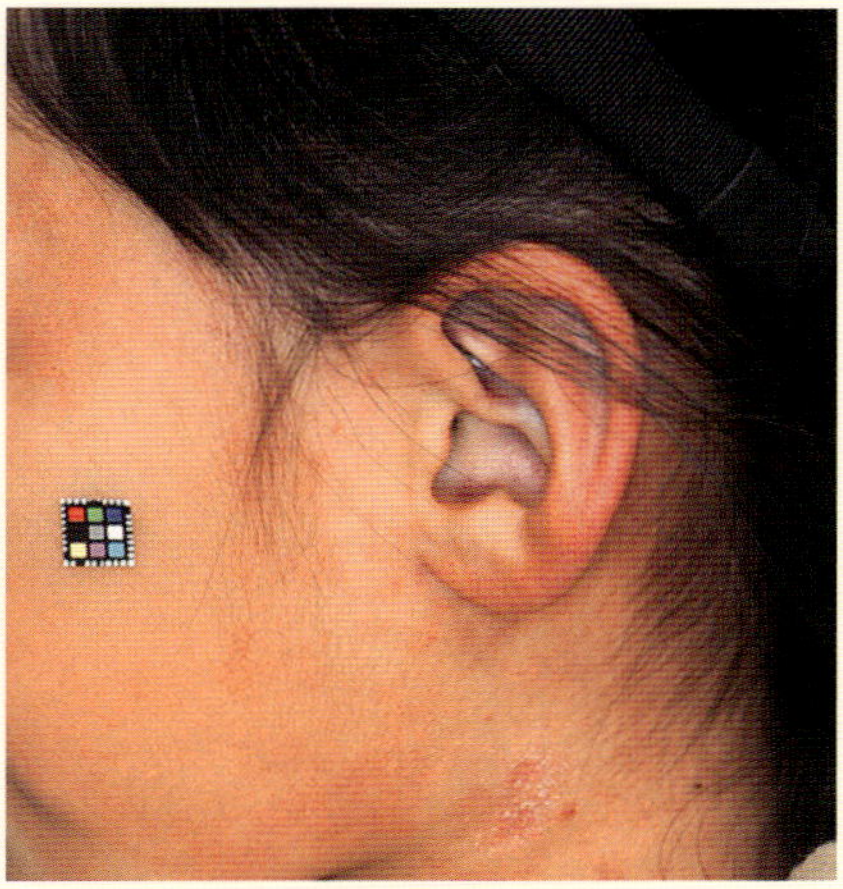

■治療後

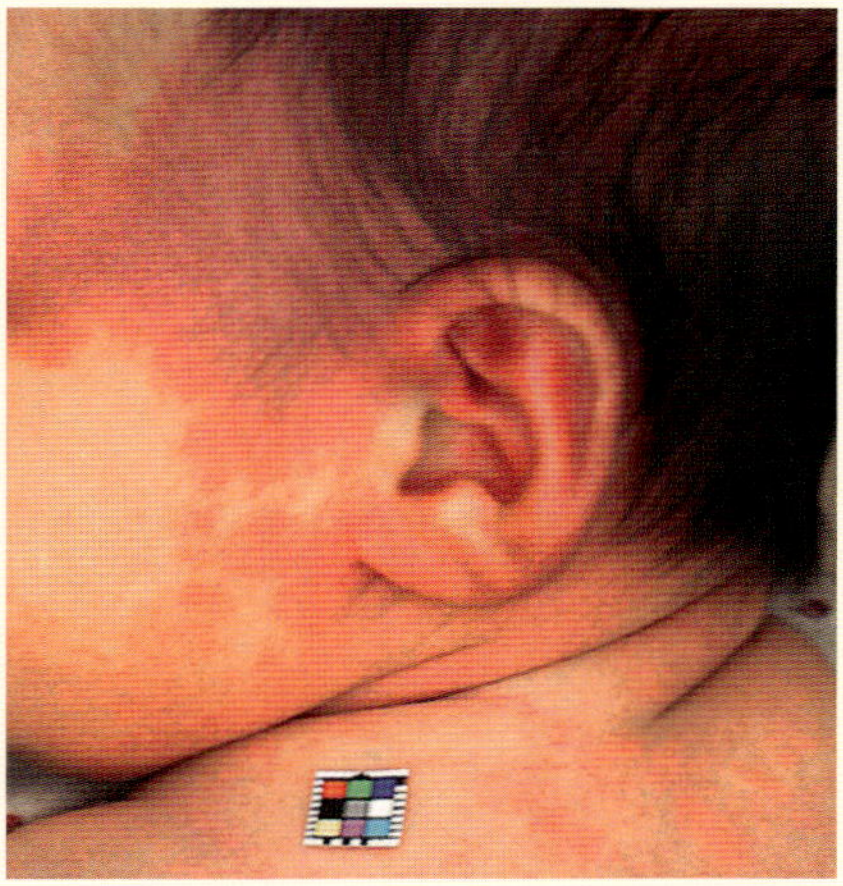

■治療前

●症例① 顔、首のアザ／初診1カ月

大学病院の紹介で生後1ヵ月目に受診された患者さんです。顔面から頚部にかけての単純性血管腫で、3ヵ月おきに4回のレーザー治療を行いました。1歳半の段階で赤い色はほぼ見えない状態になっていました。今後も経過を見ていく必要があるため、現在も年2回の通院を続けています。単純性血管腫は生まれつき毛細血管が拡張した血管の奇形ですので、いちご状血管腫のように血管が増殖して血管腫が大きくなることはありません。

新生児期には皮膚も薄く、血管ももろいため、レーザーによる血管の選択的破壊を起こしやすく、早期の治療ができれば短期間に最大の効果を出すことが可能です。

ただし、赤い色がなくなったからといって通院が必要なくなるわけではありません。

血管腫の残存があった場合には、小児期でも年齢によっては再び濃くなる現象が起こることもあるため、年に1～2回は、経過観察が必要です。

赤アザ 単純性血管腫

乳児

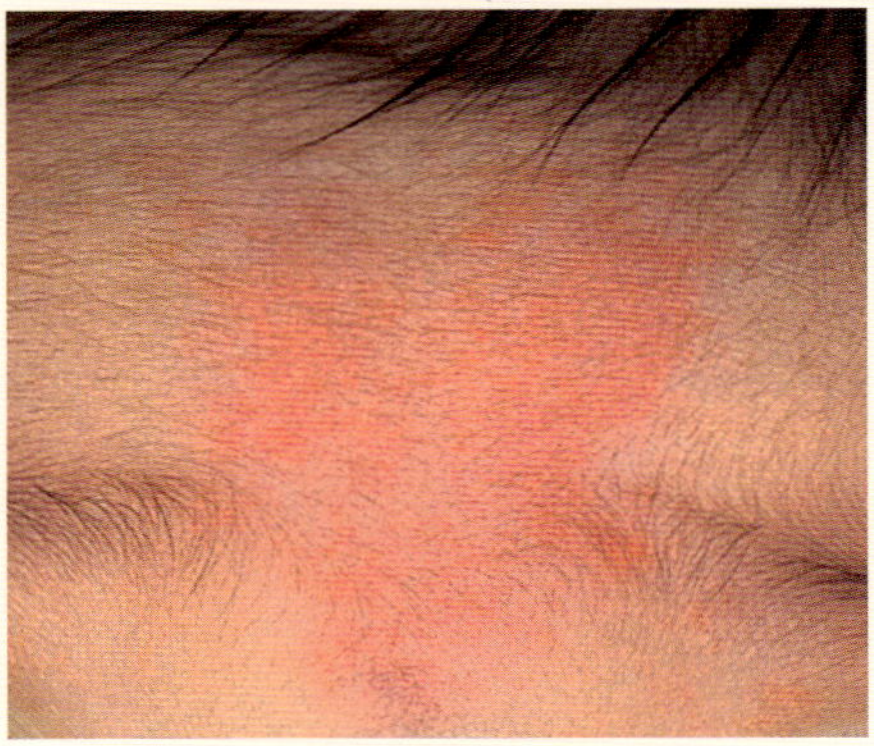

■治療前

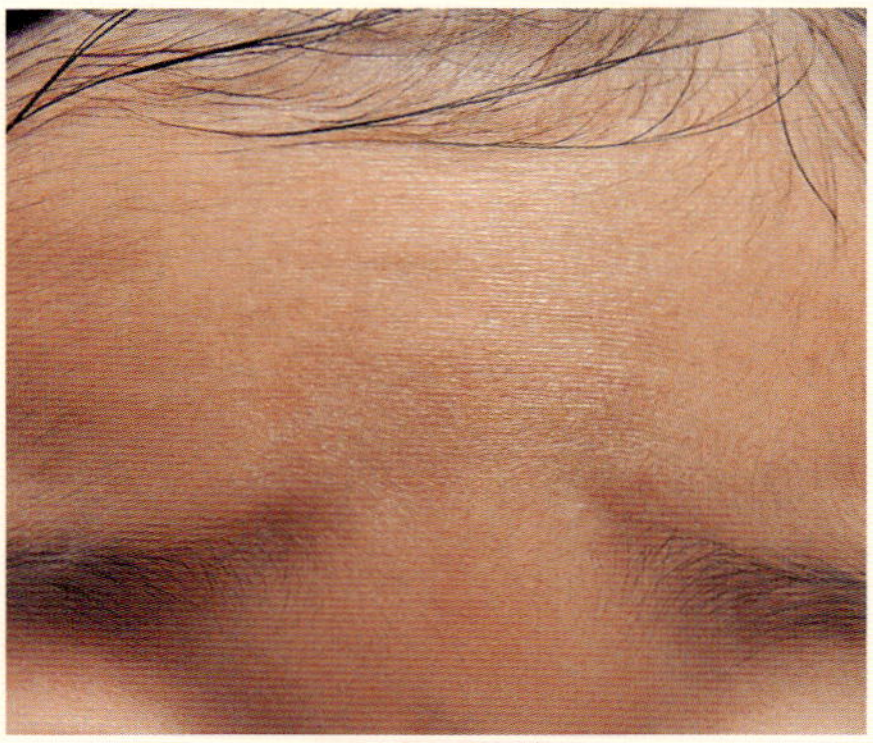

■治療後

症例② 額のアザ／初診5ヵ月

小児科医で「いずれ消えるから」と言われたのですが、不安になり5ヵ月時に来院されました。3ヵ月おきに2回の治療で1歳時には消失しました。

額に出ている赤アザはサーモンパッチ（正中部母斑）と呼ばれ、2歳前後に消失するといわれていますが確実に消えるとは言えません。早期にレーザー治療を受けることで確実性が高まります。

赤アザ 単純性血管腫

乳児

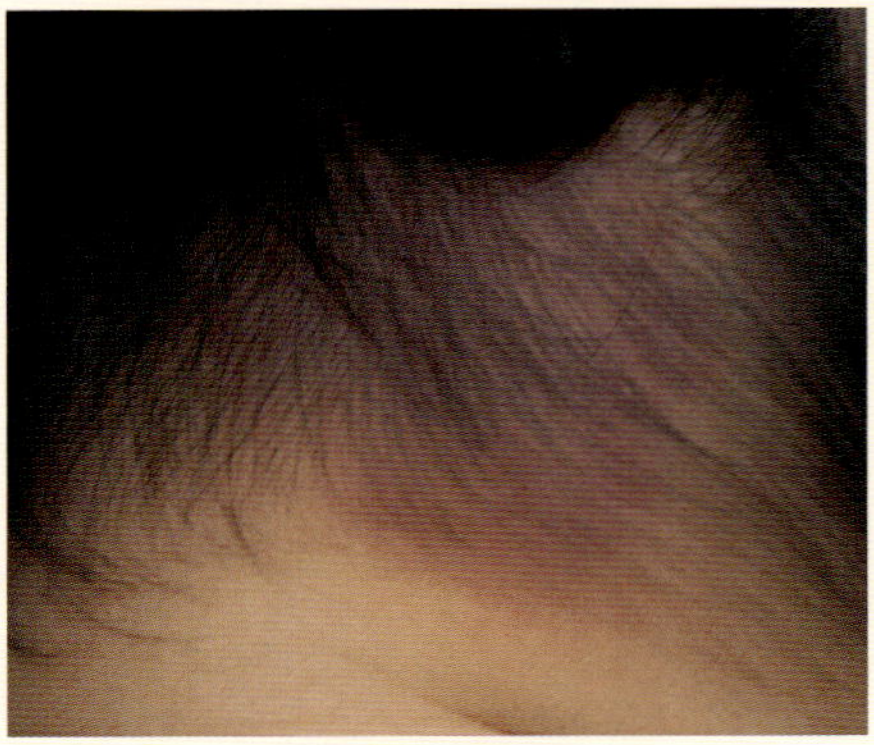

■治療前

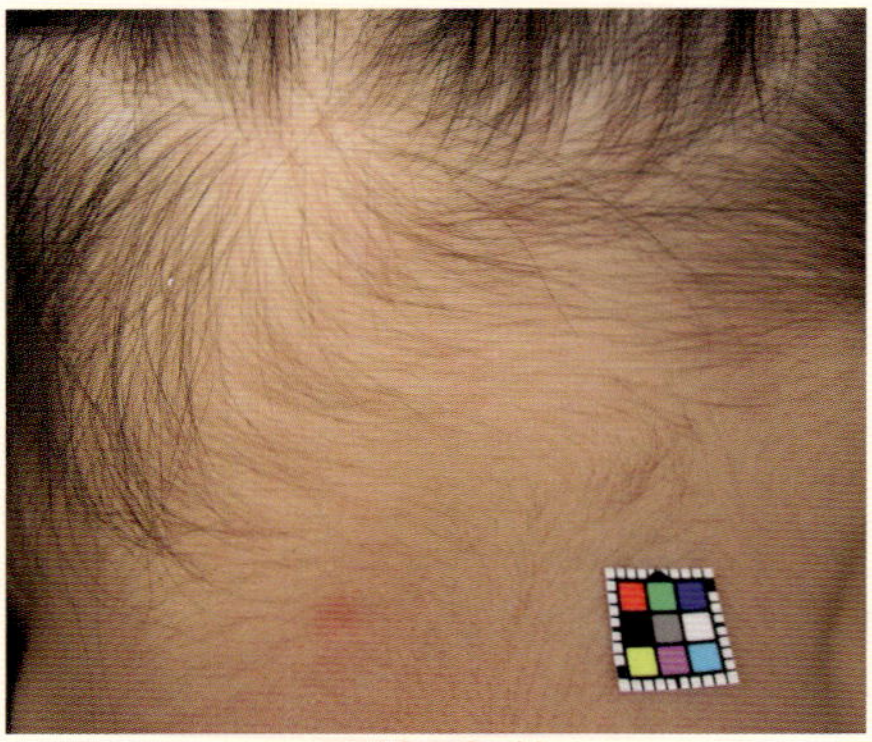

■治療後

症例③ うなじのアザ／初診11ヵ月

将来髪を上げることになった時に気になると、お母様が心配されて来院されました。2年おきに2回治療して目立たなくなりました。

うなじにある単純性血管腫はウンナ母斑と呼ばれています。見えない部位にあるため、治療の必要がないと判断されることが多いようですが、気になる方は早めに受診された方が安心です。

赤アザ 単純性血管腫
幼児

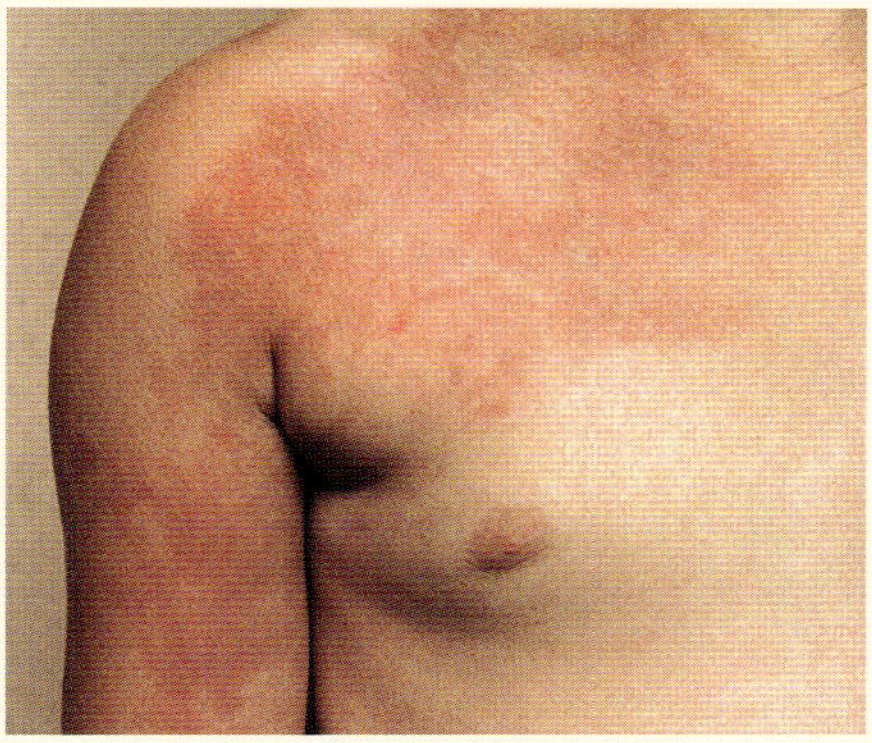

■治療前

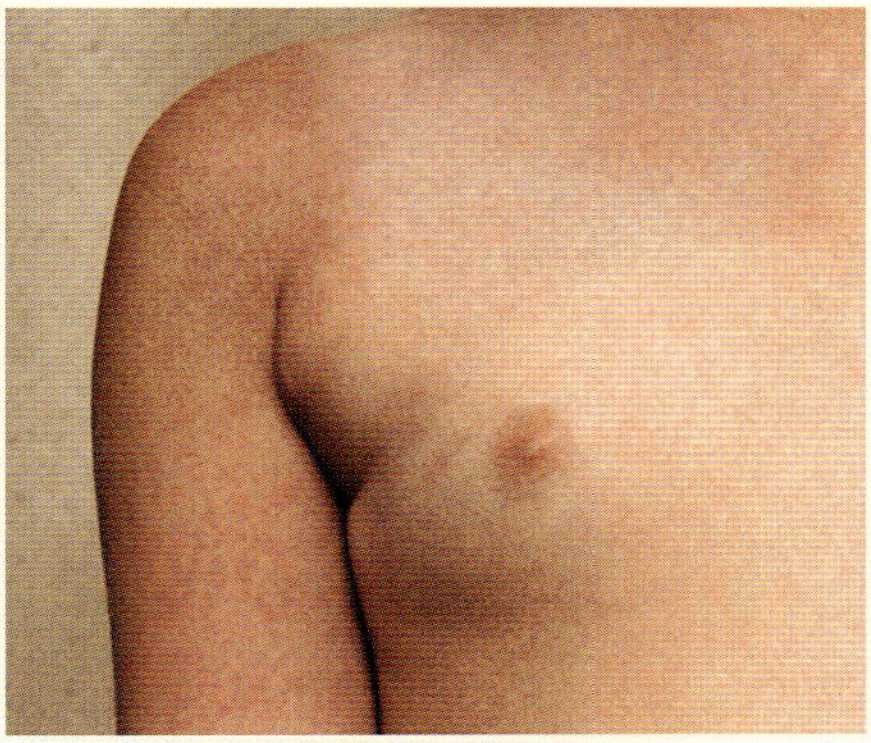

■治療後

●症例④ 腕、胸のアザ／初診4歳

胸から腕にかけての広範囲の単純性血管腫です。検診では「本人が気になるようになったら相談してください」と言われたそうです。6ヵ月おきに3回の治療で薄いピンク色まで改善しました。

腕や足などの四肢にできた単純性血管腫は6ヵ月未満に治療を開始したほうが治療効果が高いため、早めの受診をお勧めします。

赤アザ 単純性血管腫
成人

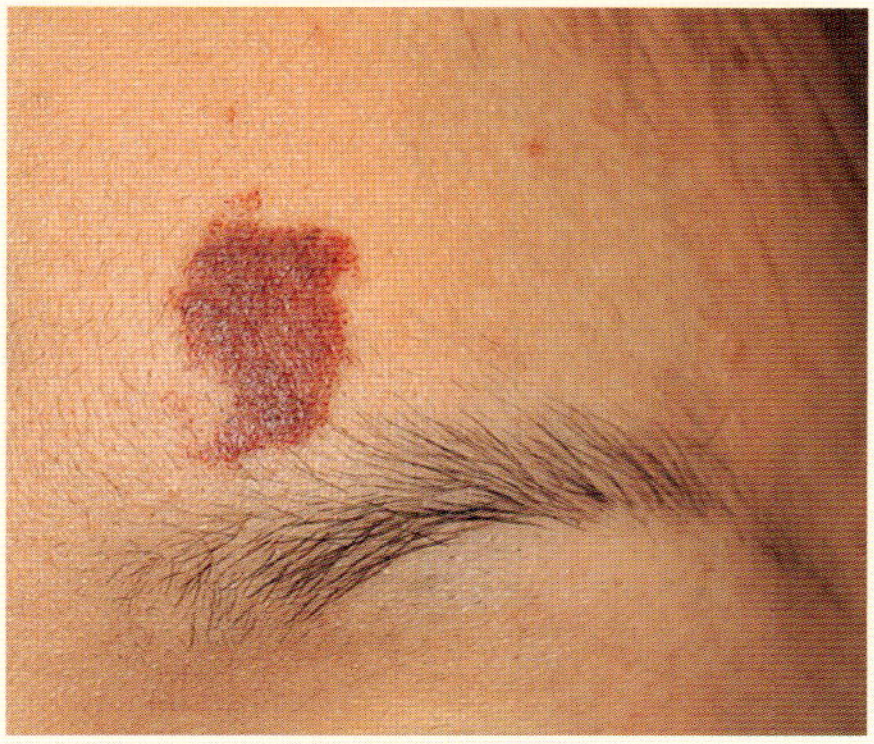

■治療前

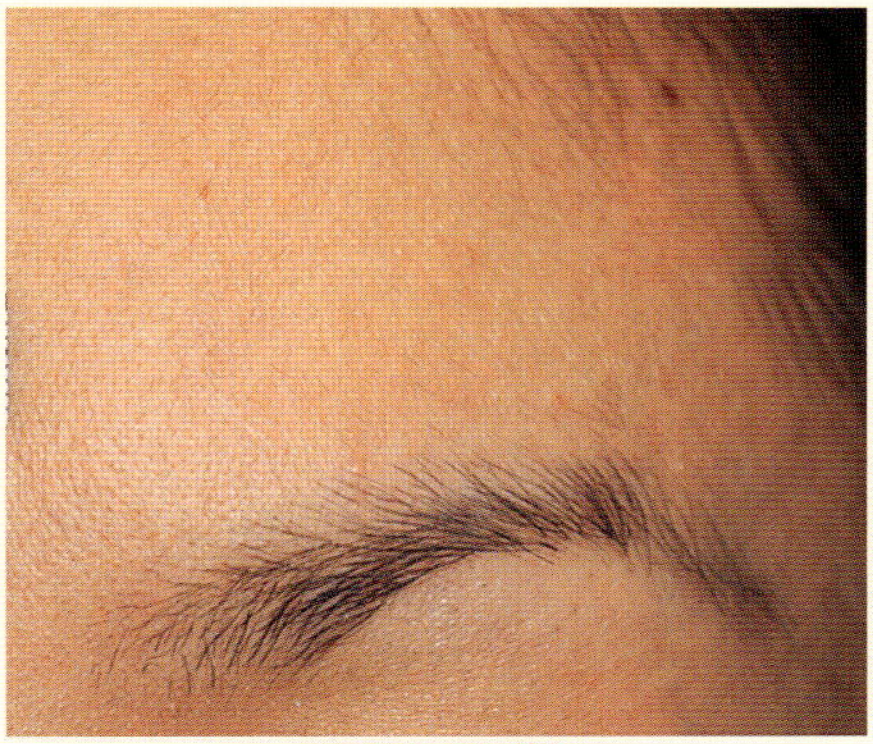

■治療後

●症例⑤ 額のアザ／初診1歳

1歳時に額の単純性血管腫で来院されましたが、レーザー治療は怖いとのことで治療は行わなかった方です。24歳時に1年後の挙式に間に合わせたいという希望で再来院されました。

色が濃くなり隆起してくるという加齢に伴う典型的な変化が起きていましたが、2ヵ月おきに治療を3回行ない、結婚式前までにきれいに消えました。

赤アザ 単純性血管腫

成人

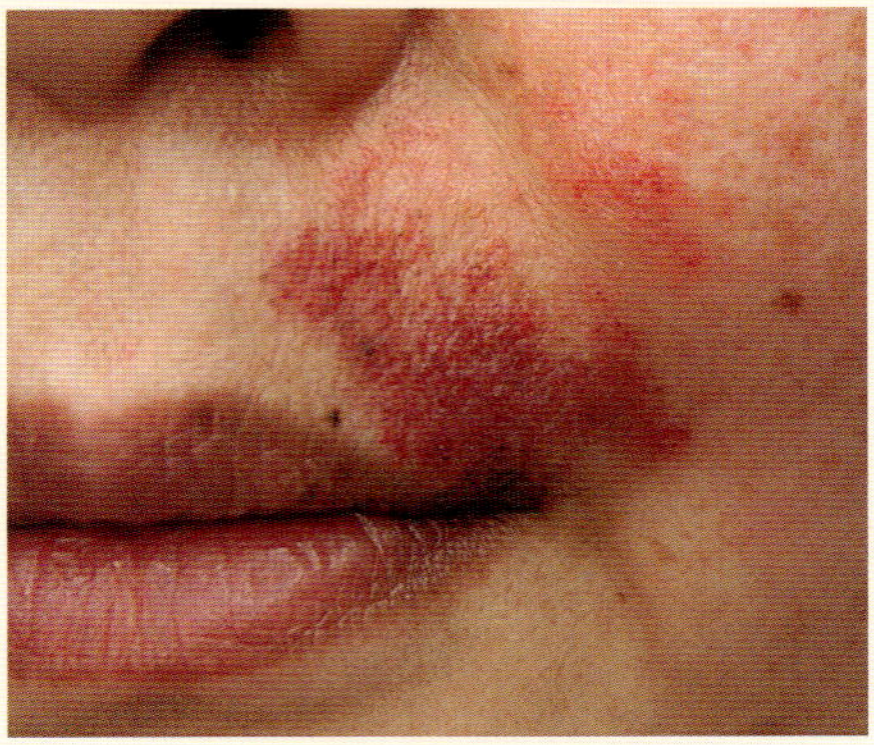

■治療前

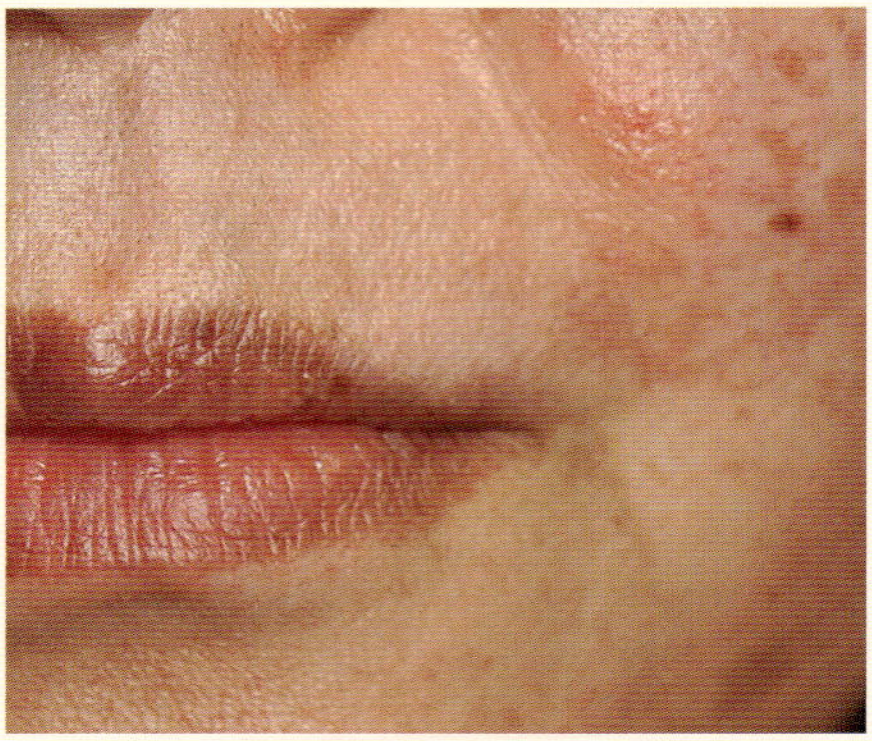

■治療後

●症例⑥ 唇のアザ／初診50歳

生まれつきの口唇部の単純性血管腫で、幼いころはそれほど気にしていなかったそうですが、隆起してきたため化粧でも隠せなくなって来院されました。3ヵ月ごとに4回治療し色調や盛り上がりは、きれいに改善しました。

目立たなかった単純性血管腫が加齢による変化で隆起して目立つようになるケースは少なくありません。

赤アザ 単純性血管腫

成人

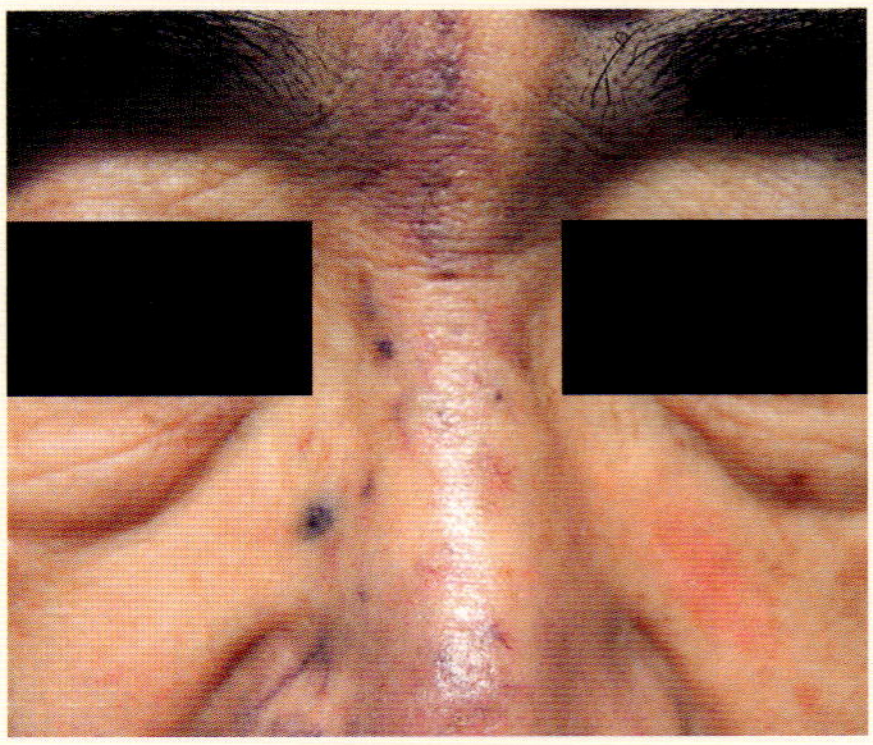

■治療前

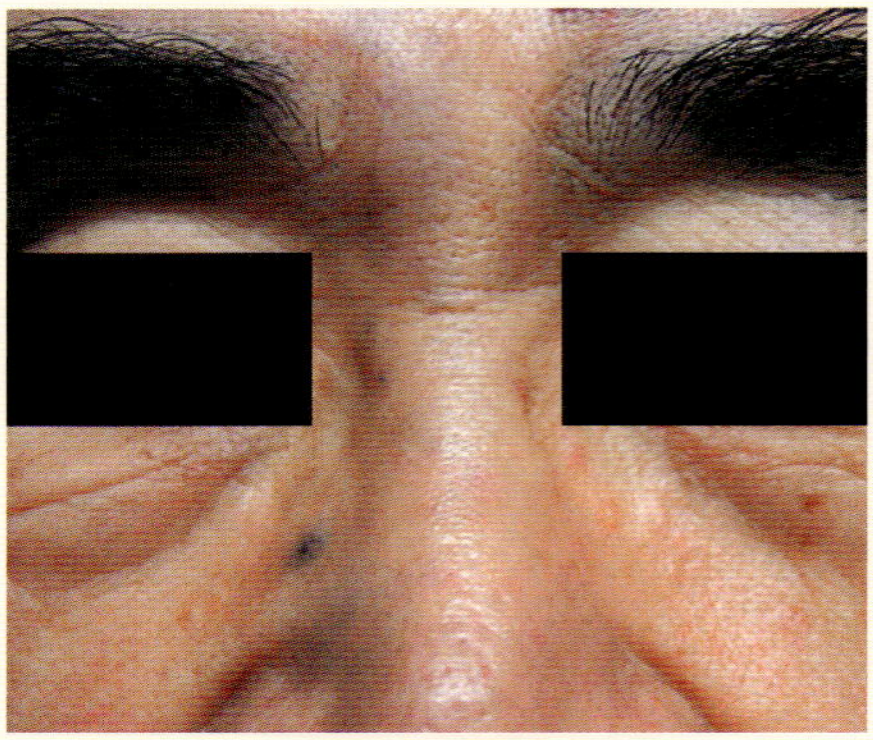

■治療後

●症例⑦ 顔のアザ／初診65歳

「生まれつきのアザで色が赤いだけだから」とあまり気にしなかったそうですが、50歳を越えて色が濃くなり隆起してきて、仕事にも支障が出てきたとのことです。当初美容外科に相談に行かれたそうですが、レーザー専門の医療施設での加療を勧められ来院されました。2、3ヵ月おきに治療を5回行い、著明に改善しました。

青アザ 太田母斑

成人

結婚をきっかけにご家族のサポートのもと治療に取り組もうと思いました

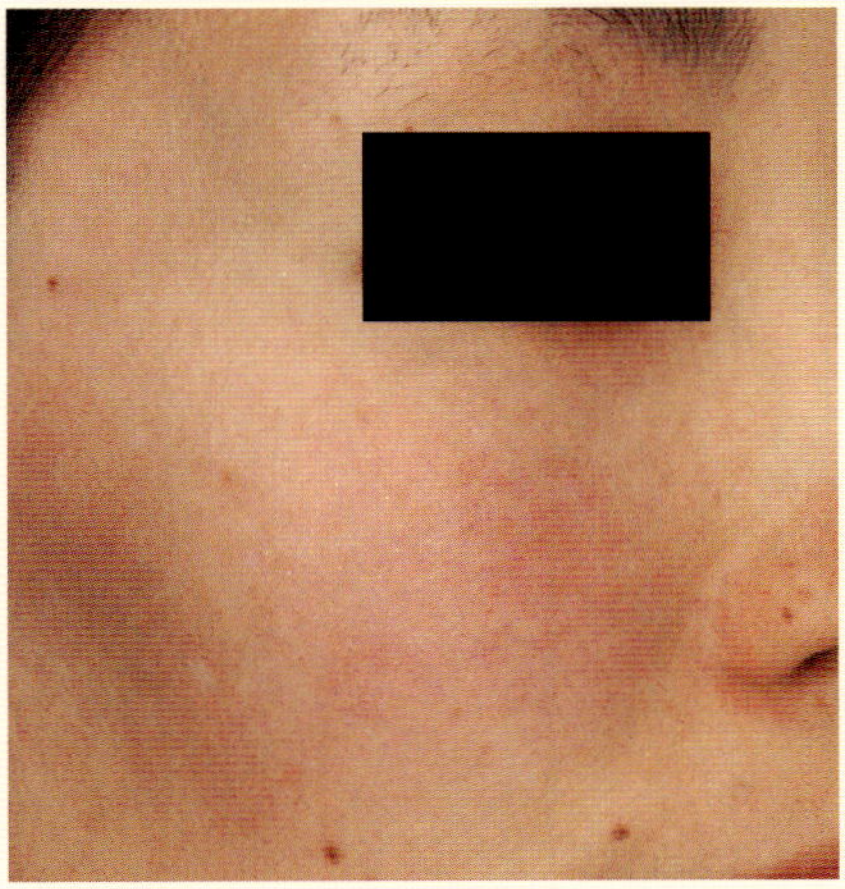

■治療後

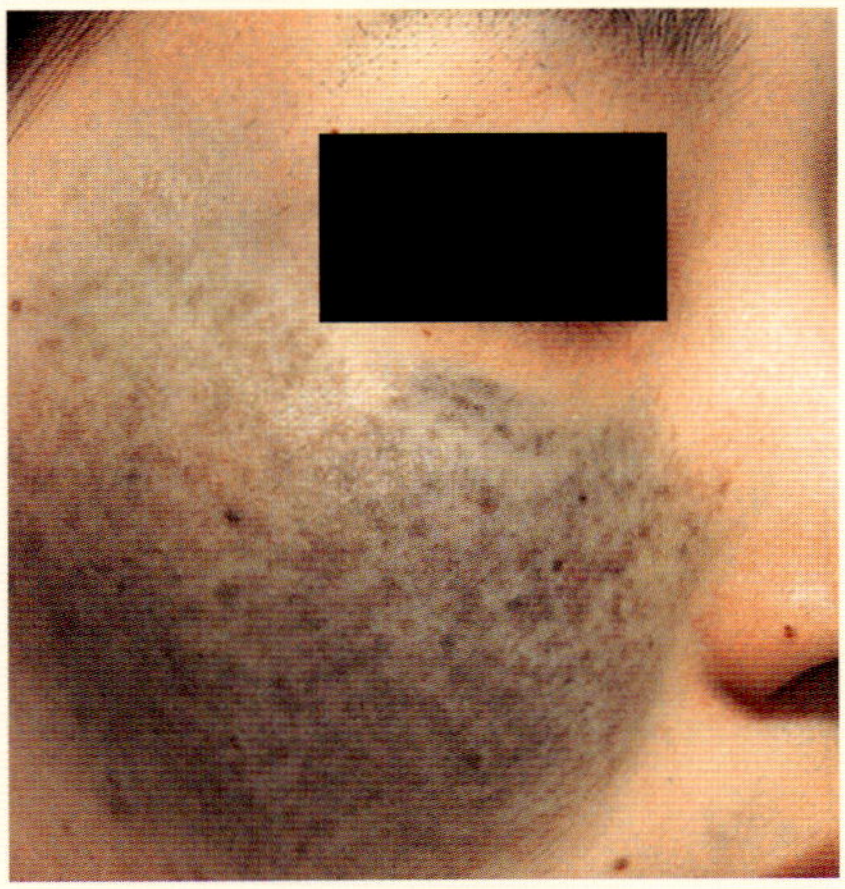

■治療前

●症例① 顔のアザ／初診25歳

思春期に発症した太田母斑です。15歳ごろ青い斑点が頬にでき始め、18歳までに頬全体に青あざが広がってしまったとのことでした。化粧でも隠せたため特に治療などは考えていなかったようです。

しかし、「妊娠するとレーザー治療ができない」ということを知り、ご主人の勧めもあって妊娠前にどうにかしたいと来院されました。

ご家族からも十分な理解を得たうえでの治療でしたからスムーズに治療は進みました。3カ月ごとに6回のレーザー治療を行い、2年半で色調はほぼ改善しました。その後妊娠が判明したため一時治療を中断し、経過観察のみとしました。出産後の状態では、頬部にわずかに青アザが残っていましたが、化粧をしなくてもほとんどわからないほどになりましたので、ご本人の希望もあり、この段階で治療を終了しました。

「これからは素顔で子育てに専念できるのでうれしいです」と喜んでいらっしゃいました。

青アザ 太田母斑

成人（学生）

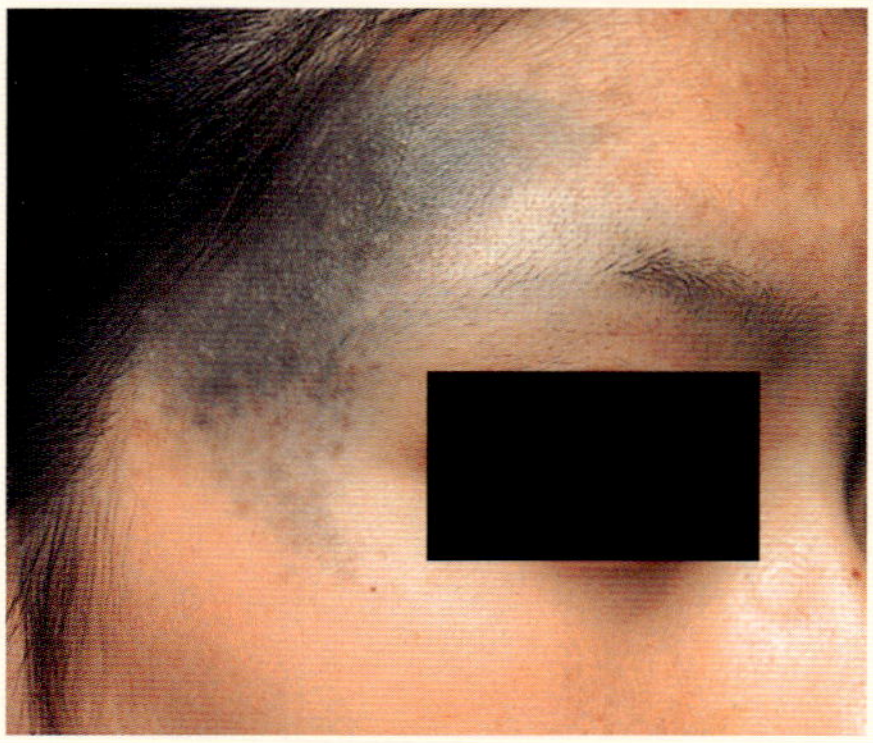

■治療前

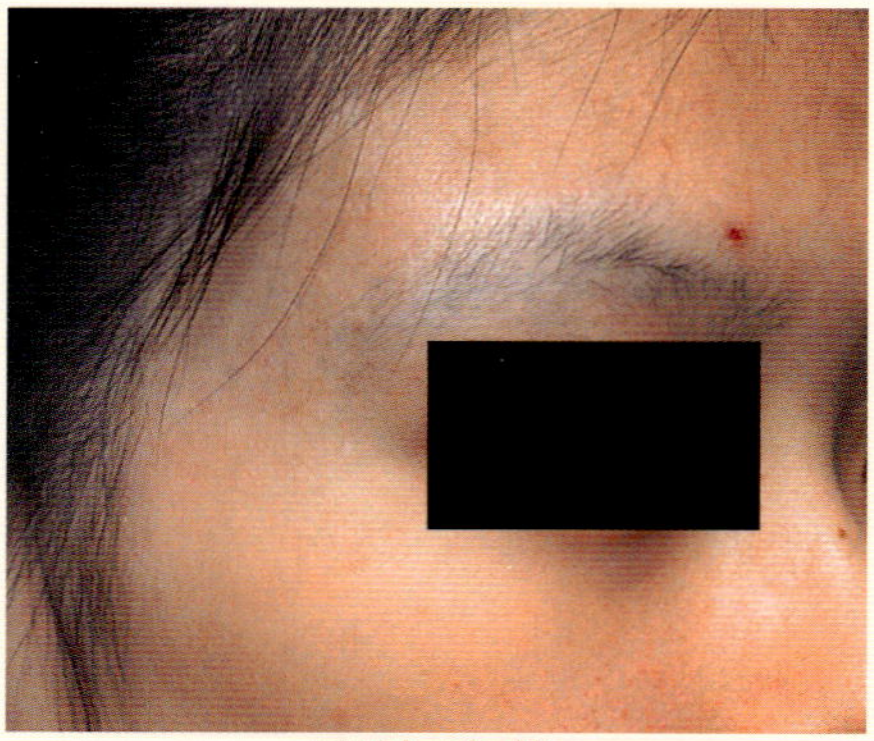

■治療後

青アザ 太田母斑

乳児

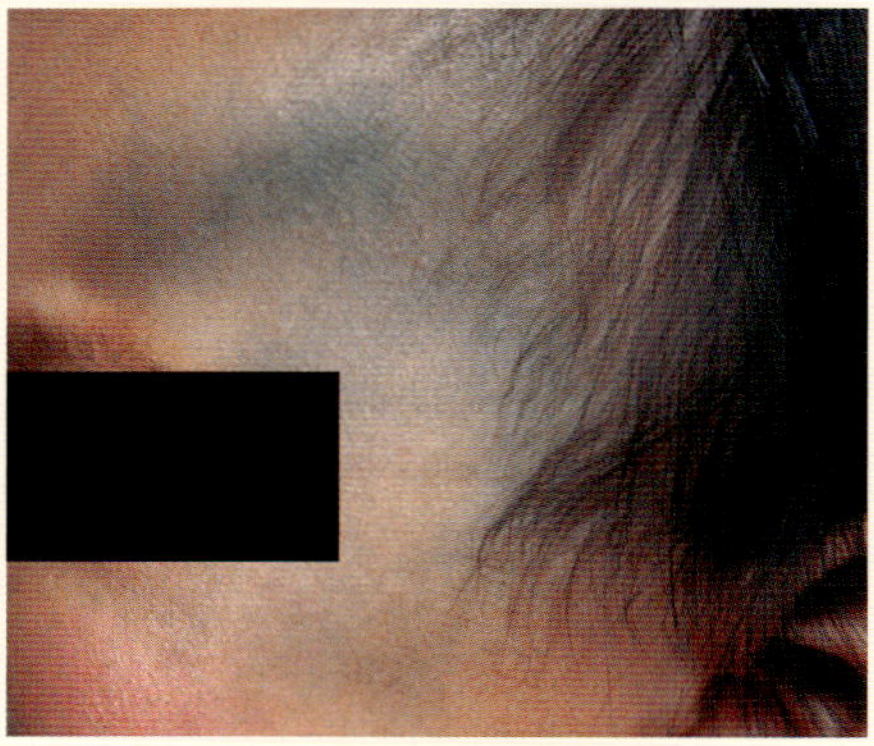

■治療前

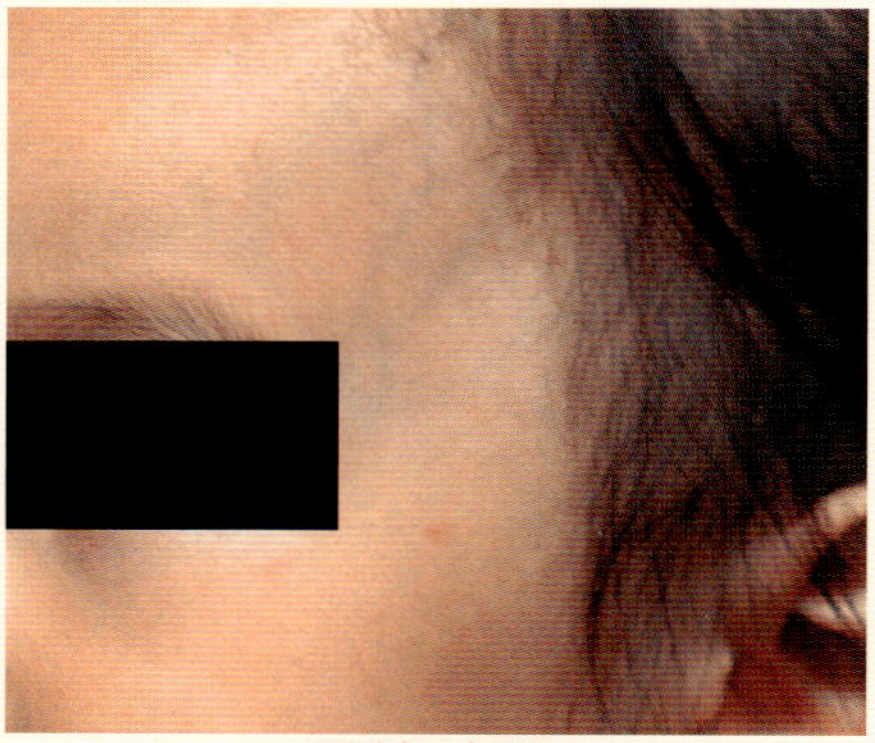

■治療後

●症例② 左側頭部から頬のアザ／初診7カ月

生まれつきの左側頭部から頬にかけての太田母斑です。目の近くにまでアザがあったので安全のために全身麻酔下のレーザー治療を4カ月おきに5回行い、3歳で色調はほぼ改善しました。

現在は、年1回の経過観察にいらしています。太田母斑は、思春期にまた色調が濃くなることがあるので、長期のフォローアップが必要です。

●症例③ こめかみのアザ／初診15歳

生まれつきの太田母斑で本人はアザのことは全く気にせずに生活されていましたが、高校入学をきっかけに、ご両親と一緒に来院されました。学生なので、春休み・夏休み・冬休みを利用して治療を行ない、2年半で6回の治療で完治しました。学生や成人の方は、日常生活に支障が出ないような治療計画を立てることが重要になります。

青アザ 太田母斑
成人

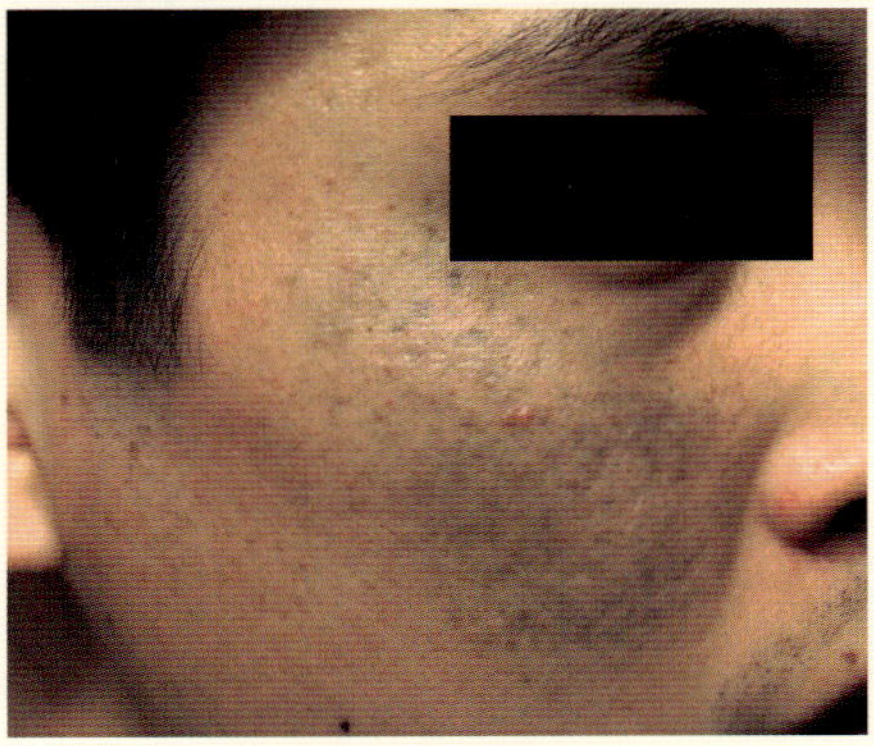

■治療前

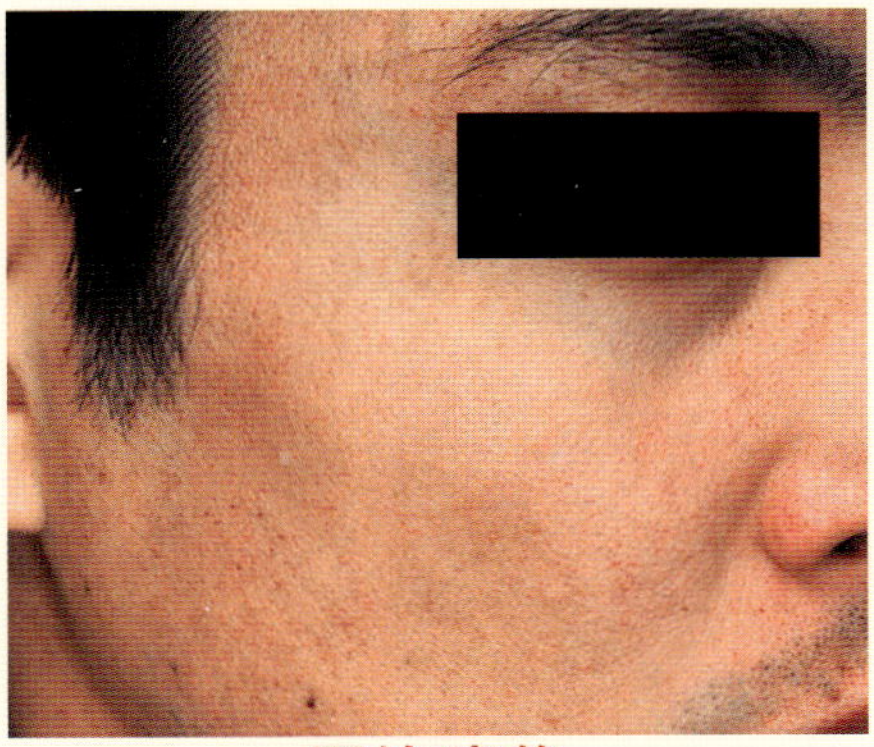

■治療後

症例④ 頬のアザ／初診32歳

20歳ごろに発症した太田母斑です。「パート社員から正社員になるときに自信をもって面接に臨みたい」という理由から来院されました。社会人になってから治療を開始したため、治療上の制約も多く5回の治療を4年間かけて行いました。色素沈着や日焼けを予防しながらの治療で苦労されていましたが、十分な治療効果が得られました。

青アザ 太田母斑
成人

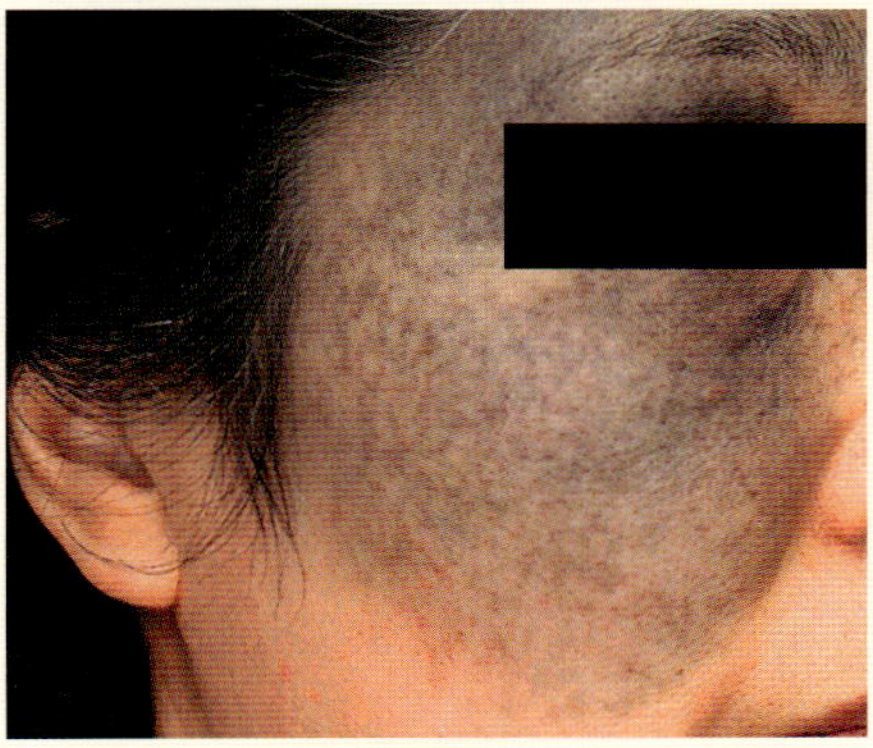

■治療前

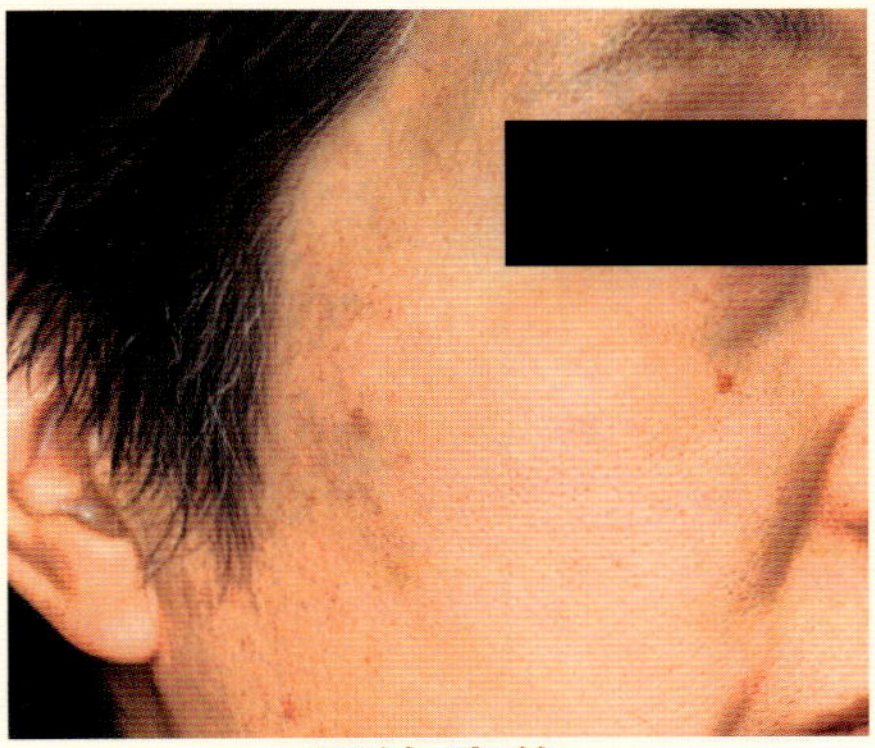

■治療後

症例⑤ 頬のアザ／初診62歳

他院で一度レーザー治療を受けたが、悪化したとのことで来院されました。

太田母斑の治療は皮膚の浅い層からメラニン色素の除去を行うため、1回目の治療後は深い層の色が見え、濃くなる方が多いのです。十分な説明を受けずに悪化したと誤解していたようですが、6ヵ月おきの治療を4回行い結果にはご本人も満足されていました。

青アザ 蒙古斑

幼児

色の濃い蒙古斑は色が残ることが多いですが、レーザー治療を行えば確実に薄くできます

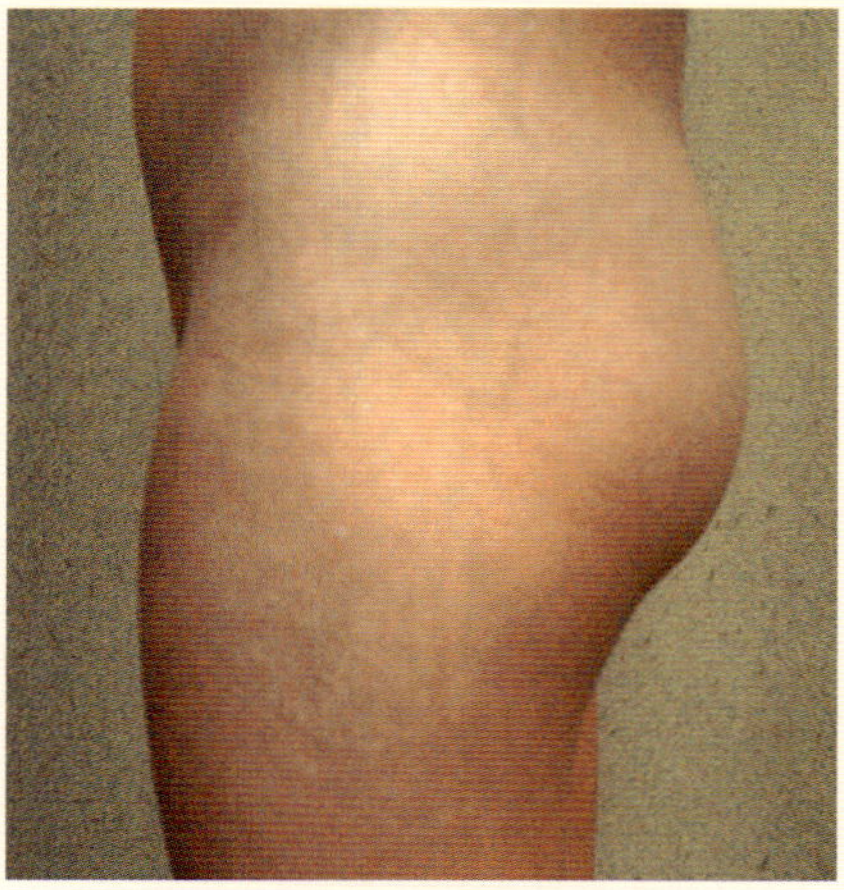

■治療後

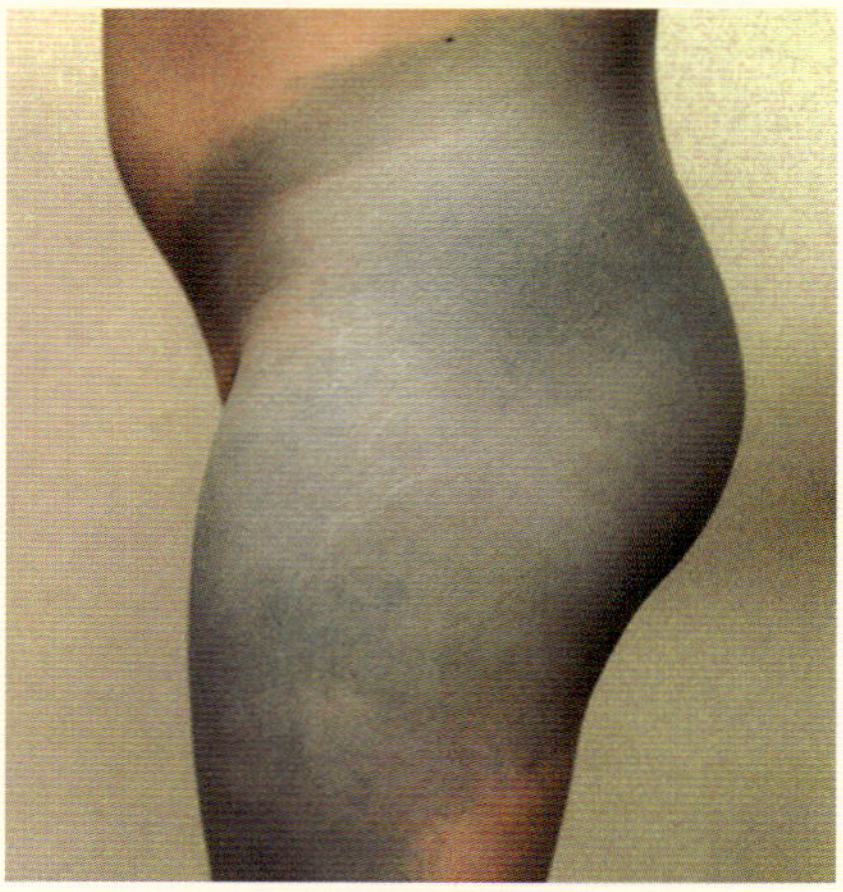

■治療前

●症例① 腰部から下肢のアザ／初診2歳

生まれつき腰部から大腿部にかけて蒙古斑がパンツのように広がっていた女の子です。

健診時に「蒙古斑は徐々に色が薄くなるから大丈夫ですよ」と言われていたので、そのまま放置していたようですが、2歳になっても一向に薄くならないために心配になり来院されました。

色調が濃い蒙古斑は、大きくなれば必ず消えるというタイプではないことをご両親に説明したところレーザー治療を希望されました。

面積が広かったため、全体を2分割して半年毎に1回という治療計画を立て、3年間かけて計6回レーザーを照射しました。

治療後には色素沈着も残さずに、きれいな肌に褪色させることができました。蒙古斑や異所性蒙古斑は、年1回の治療を2～3回繰り返すことで十分な治療効果が得られます。

とくに乳幼児や小児は、皮膚が薄く透明な状態ですので、早めにレーザー治療を始めれば治療回数も少なく効果も大きいです。

青アザ 異所性蒙古斑

乳児

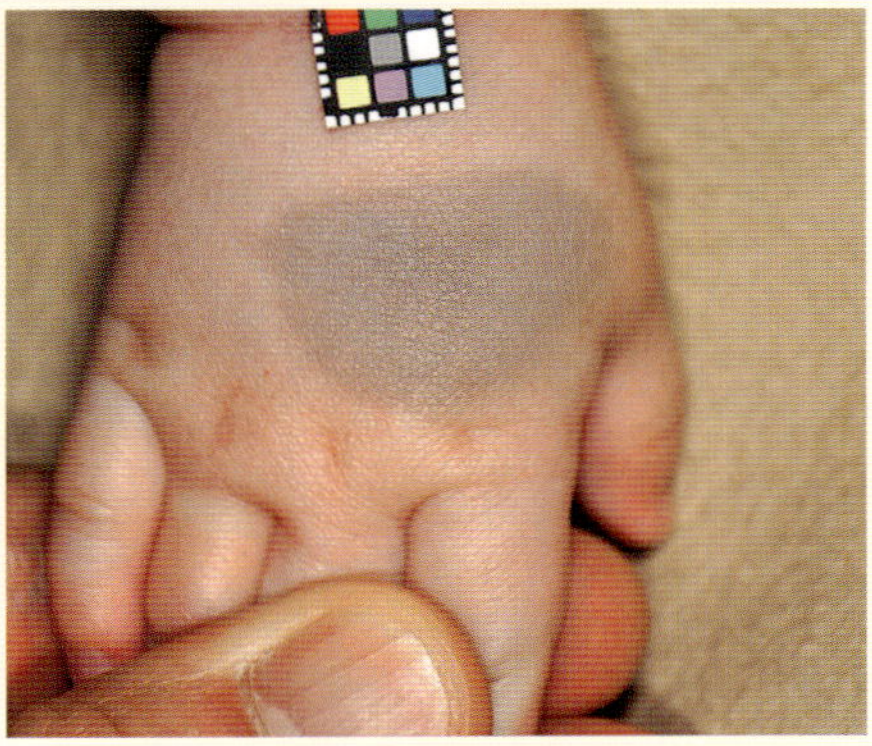

■治療前

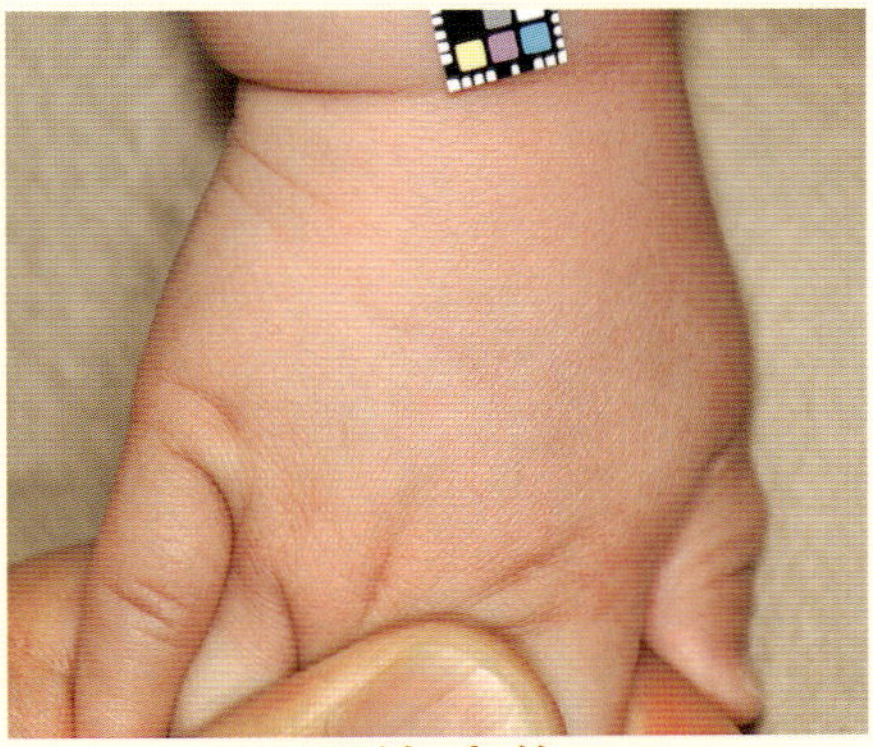

■治療後

●症例② 手のアザ／初診5ヵ月

生まれつき右手にあった異所性蒙古斑です。色が薄いタイプでしたので10歳ごろまで待てば見えなくなる可能性はありますが、ご両親の希望は、早く確実に薄くしてあげたいということでした。そこで、Qスイッチルビーレーザーによる治療を行いました。治療開始が早かったので、1回の照射で十分な治療効果が得られました。

青アザ 異所性蒙古斑

乳児

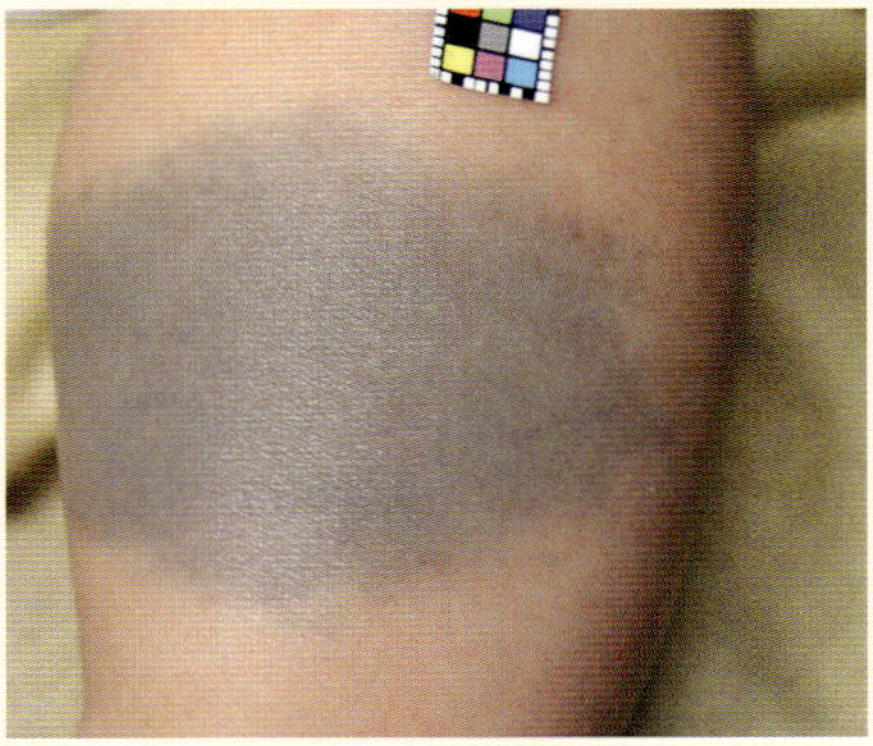

■治療前

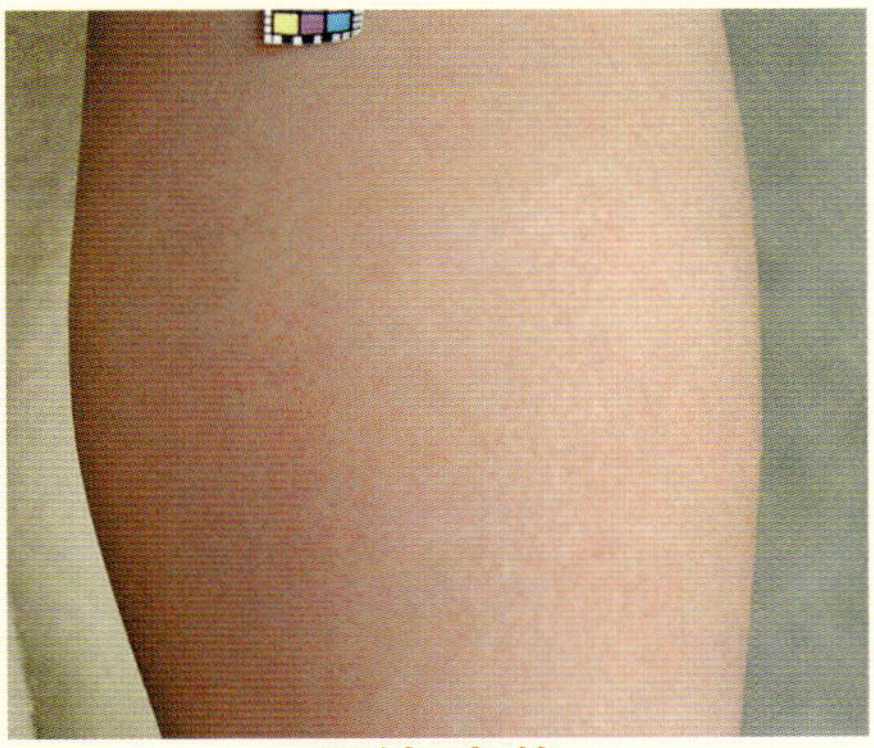

■治療後

●症例③ 足のアザ／初診2ヵ月

生まれつき下腿の裏側にあった異所性蒙古斑です。比較的色が濃く消えにくいタイプのアザでした。初診時からすぐに治療を開始して1年おきに2回の治療を行っただけで徐々に色が薄くなりました。治療後4歳まで定期的に経過観察させていただきました。きれいに色が抜け、誰からも指摘されない程に改善しました。

茶アザ 扁平母斑

乳児

乳幼児期の早期治療が効果を高めます
皮膚の質感を傷つけずに色をコントロール

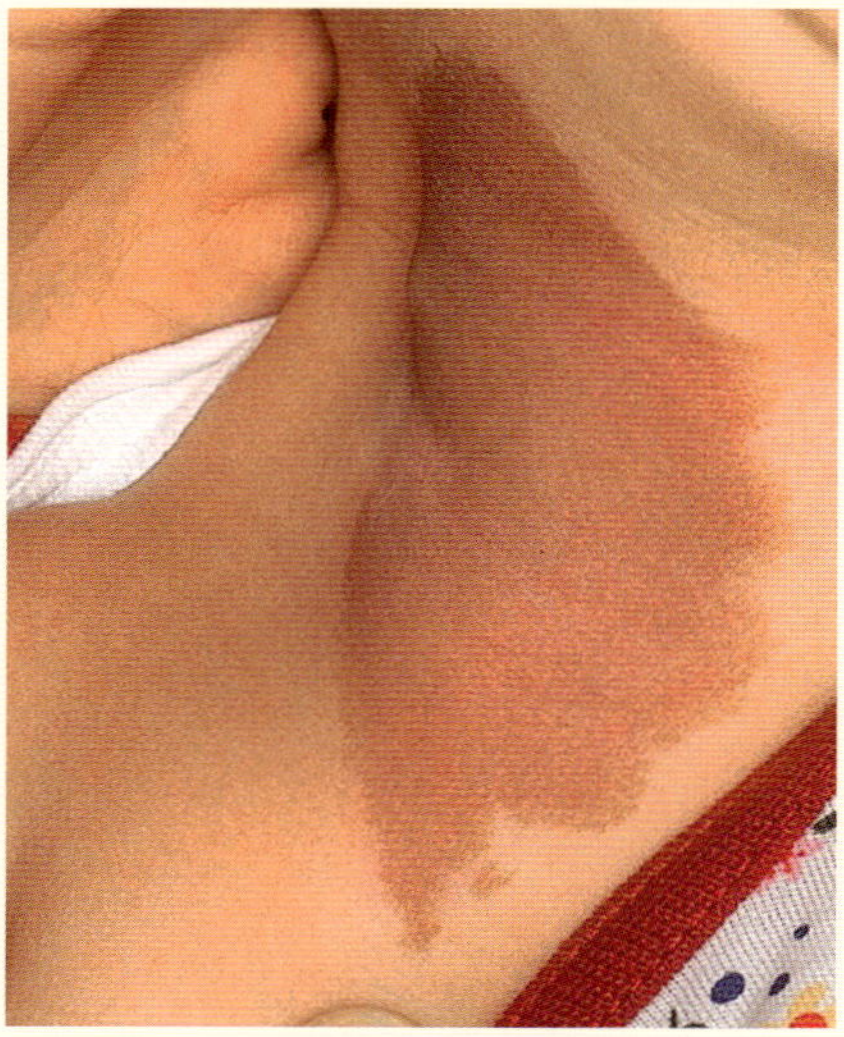

■治療前

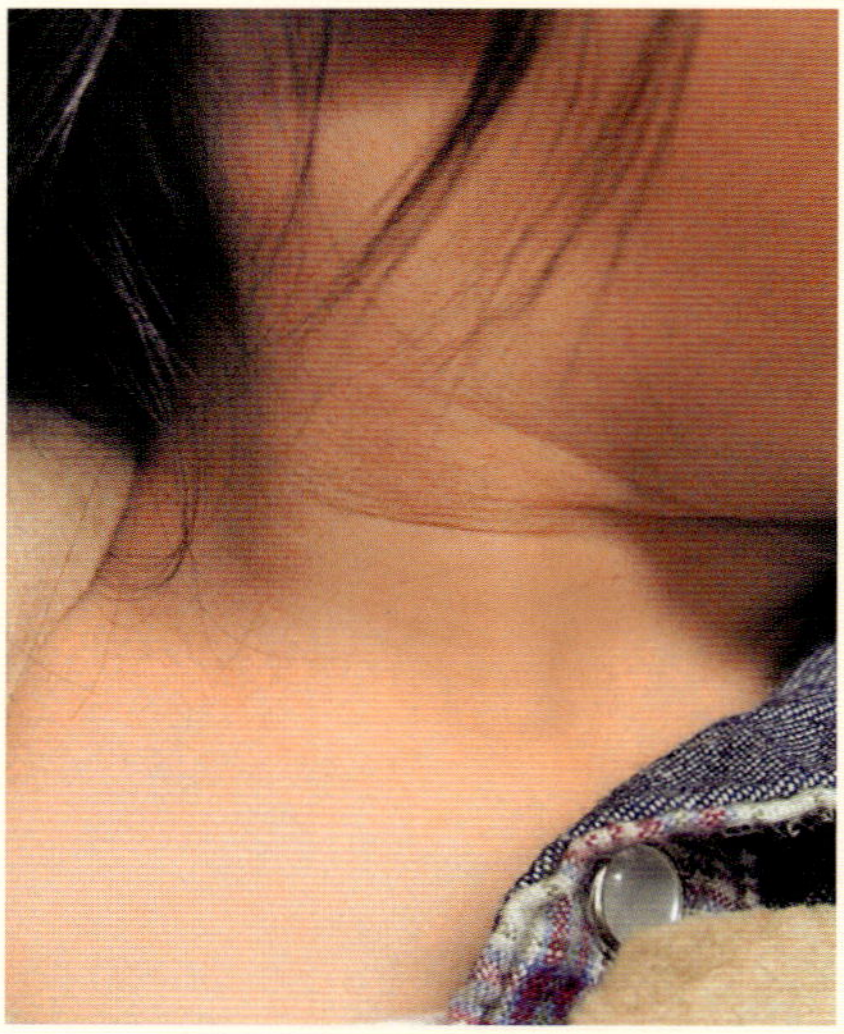

■治療後

●症例① 頸部のアザ／初診11ヵ月

生まれつき頸部にある扁平母斑の患者さんです。頸部の色調が夏を過ぎたころから徐々に濃くなってきたために心配になり来院されました。

Qスイッチルビーレーザーによる治療を3ヵ月毎に2回行い、色素沈着に対しては医療脱毛用レーザーを用いて2ヵ月毎に4回のレーザー照射を行いました。

扁平母斑は日焼けをすると再発や悪化することがありますので、治療終了後の3年間は経過観察を続けましたが、特に色調が濃くなることもなく色調は良好にコントロールできました。現在は遮光指導のみで再発は認めておりません。

扁平母斑は皮膚内でメラニン色素を作る機能が亢進してしまっている状態です。色が薄くても再発したり取れにくいタイプもあります。また、顔や頸部にあるもの、辺縁がギザギザのものなどレーザー治療に反応しやすいタイプもありますので、早期に専門医を受診してください。

茶アザ 扁平母斑
乳児

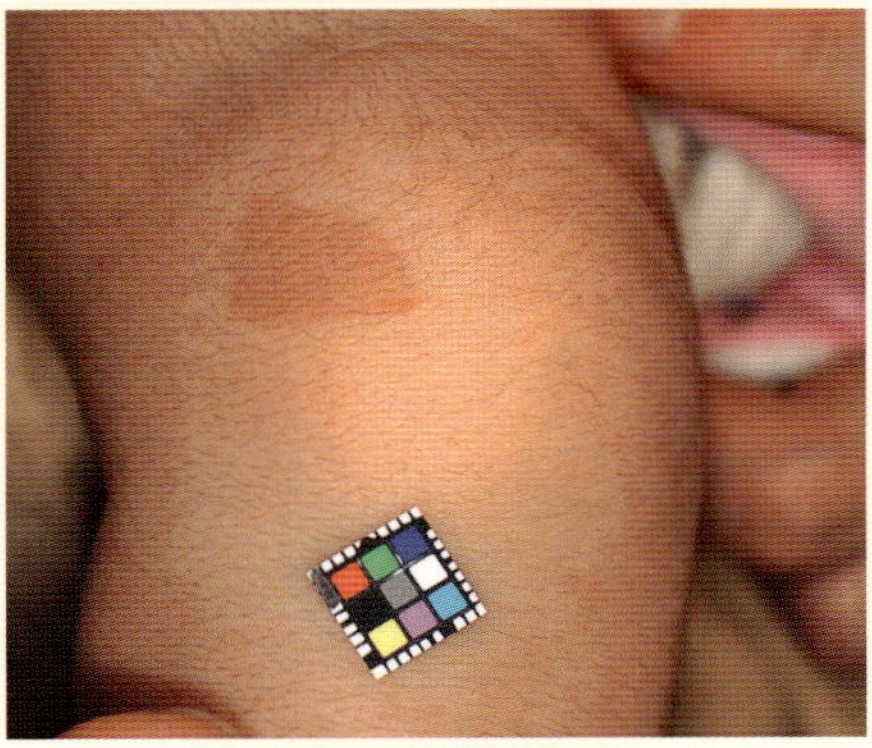

■治療前

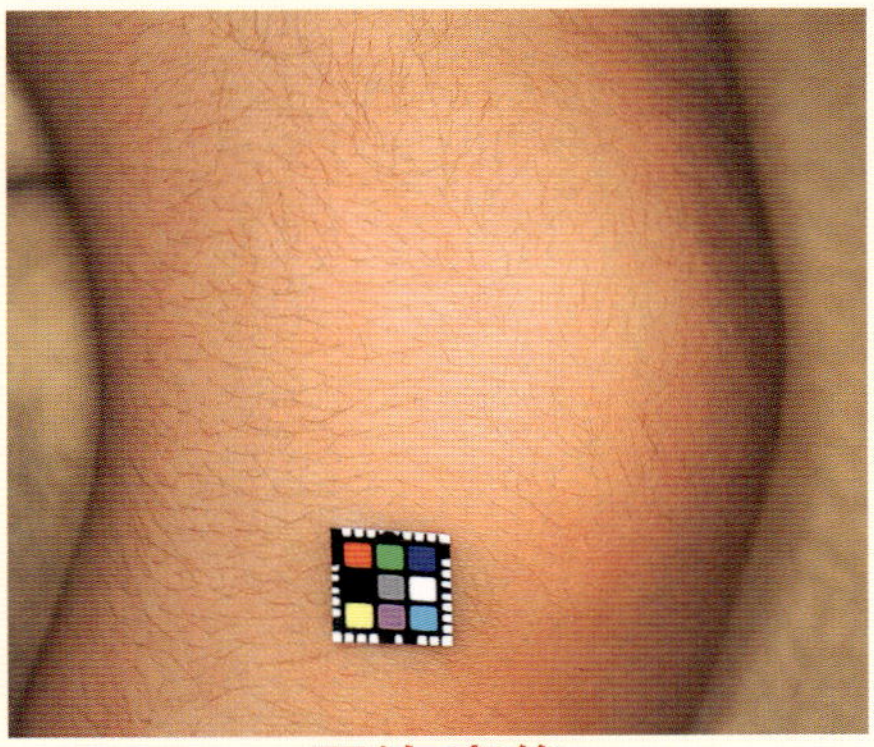

■治療後

●症例② 膝のアザ／初診2ヵ月

生まれつき膝、おしり、腹部に辺縁がギザギザの扁平母斑のある患者さんでした。生後2ヵ月という早期のレーザー治療ができました。Qスイッチルビーレーザーによる治療1回で、カサブタとともにアザは取れ、2歳時にて再発は認められません。扁平母斑は再発してくるケースも少なくないので、経過観察は長期間行っていきます。

茶アザ 扁平母斑
乳児

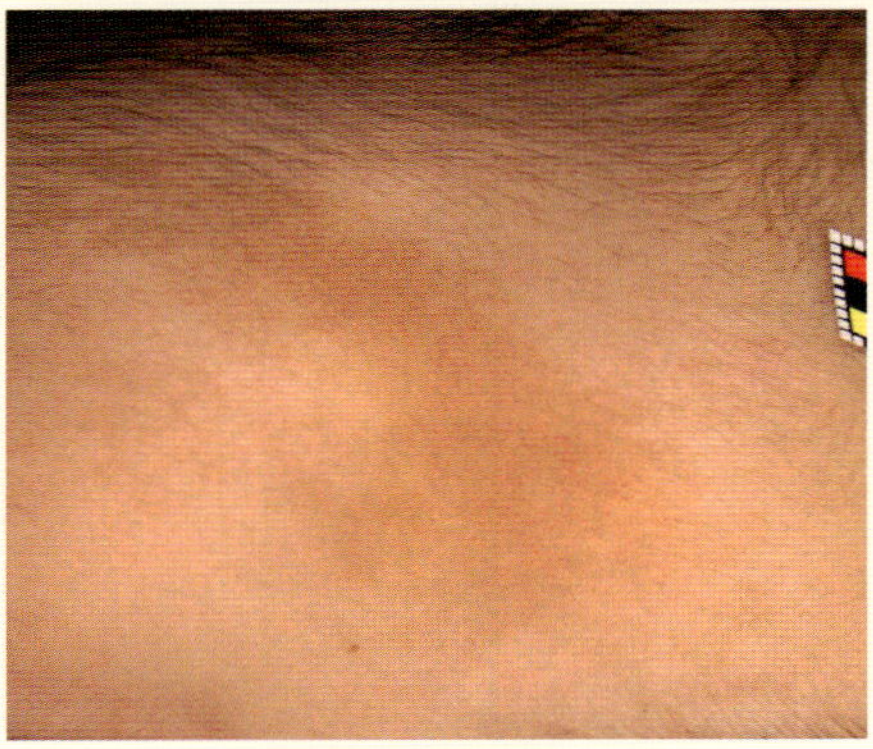

■治療前

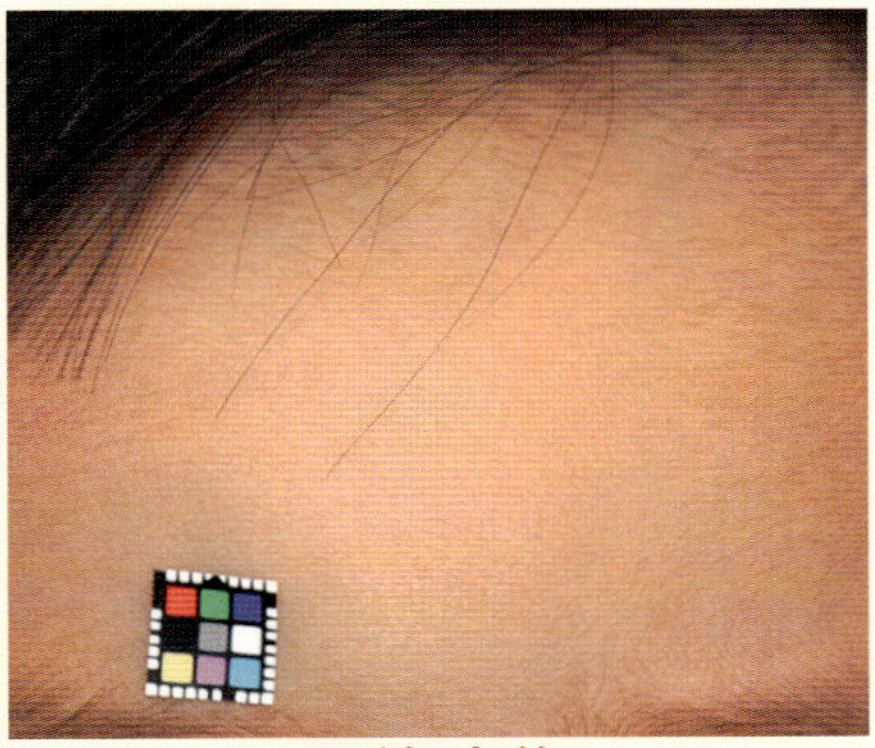

■治療後

●症例③ 額のアザ／初診5ヵ月

出産時にアザはなかったのですが、1ヵ月目くらいから額が茶色くなり心配になり来院されました。扁平母斑の診断でQスイッチルビーレーザー治療1回のみで、アザは完全になくなりました。3歳までの経過観察でも再発はありません。扁平母斑は乳幼児期の早めの治療が有効ですので、できるだけ早期に専門医に相談してください。

茶アザ 扁平母斑

幼児

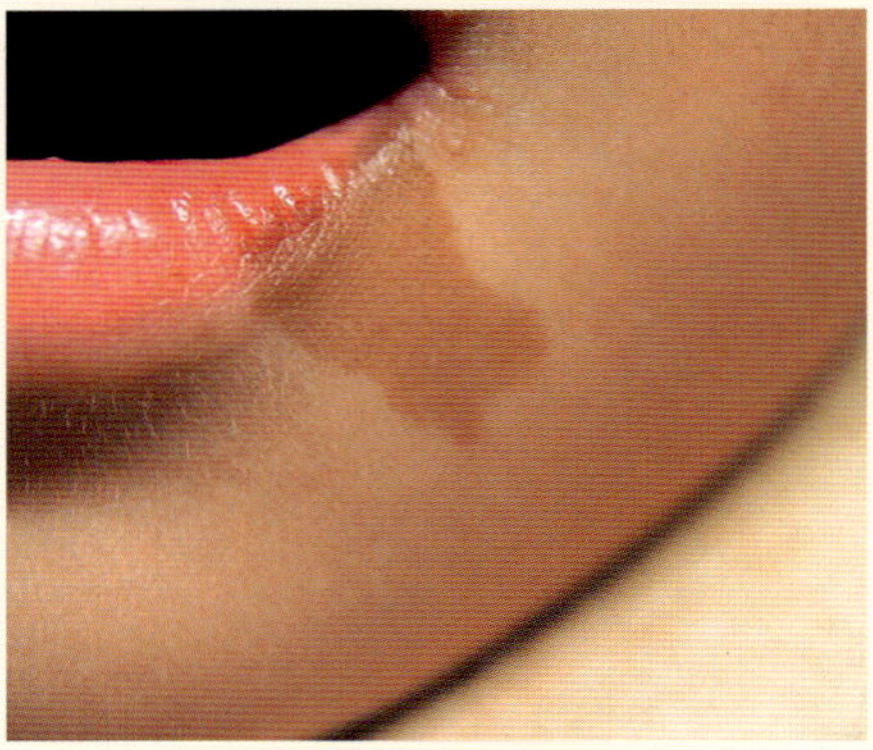

■治療前

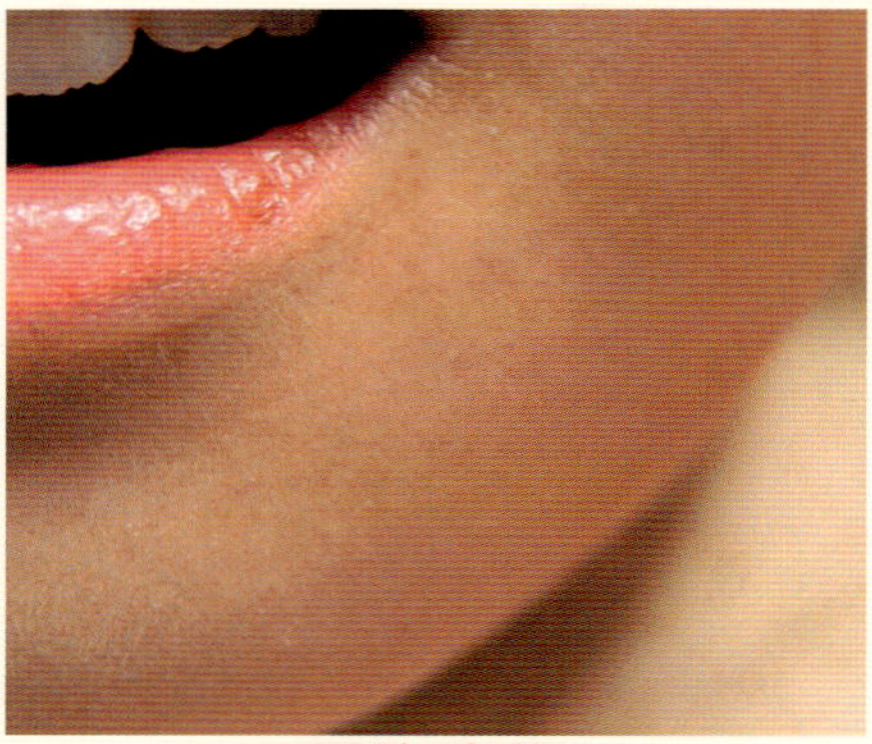

■治療後

●症例④ 唇のアザ／初診5歳

生まれつきの白唇部の扁平母斑です。幼稚園でお友達に指摘されたことから、母親が不安になり来院されました。

Qスイッチルビーレーザーを3カ月おきに2回、その後脱毛レーザーを2カ月おきに5回照射しアザはほとんど目立たなくなりましたので、特に追加治療はせずに経過観察しています。

茶アザ 遅発性扁平母斑

成人

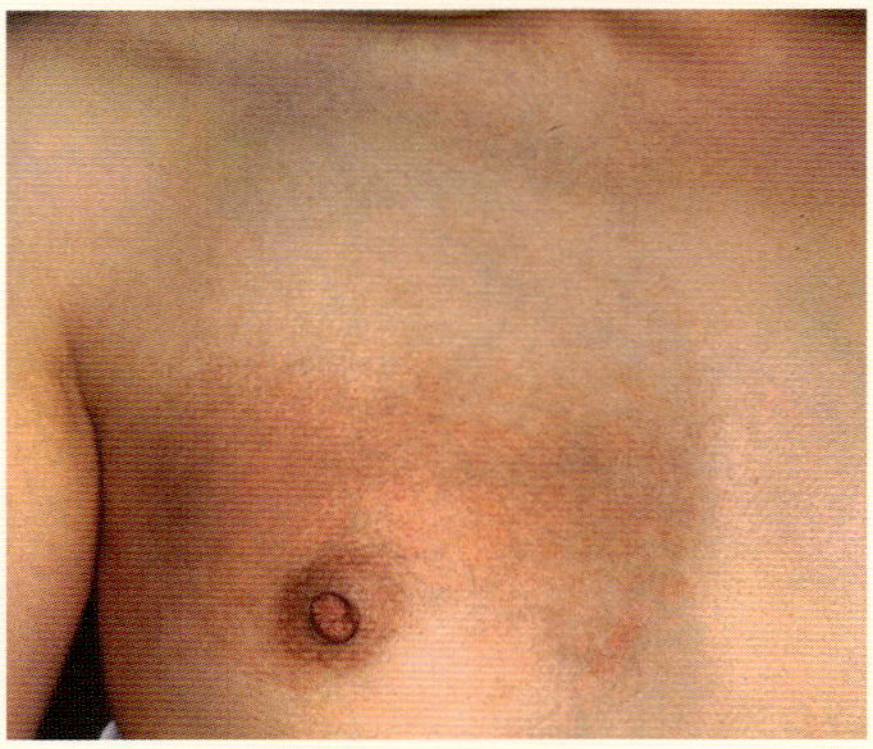

■治療前

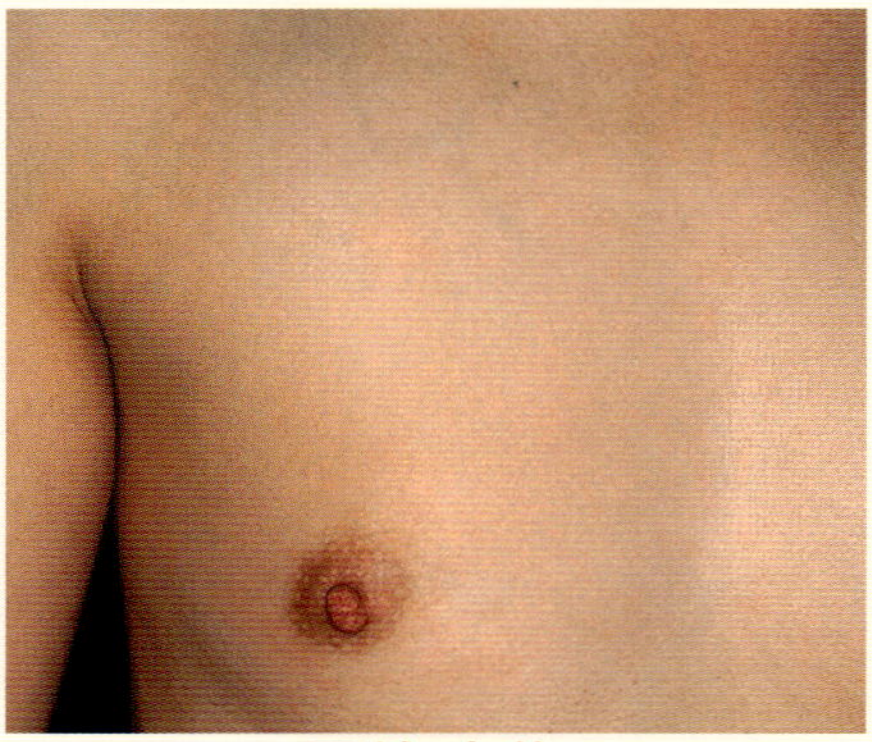

■治療後

●症例⑤ 胸のアザ／初診20歳

14歳ごろから右胸が徐々に茶色になった遅発性扁平母斑です。色調が薄いので脱毛用レーザーの照射で周辺部分との色調差をなくすという方針で治療を行いました。1カ月ごとに12回レーザー治療を行い徐々に色むらは改善しました。扁平母斑や遅発性扁平母斑の薄い色調のコントロールには脱毛用レーザーも使用します。

黒アザ 母斑細胞母斑

乳児

黒アザも乳幼児期の早期に治療を開始した方が効果的です

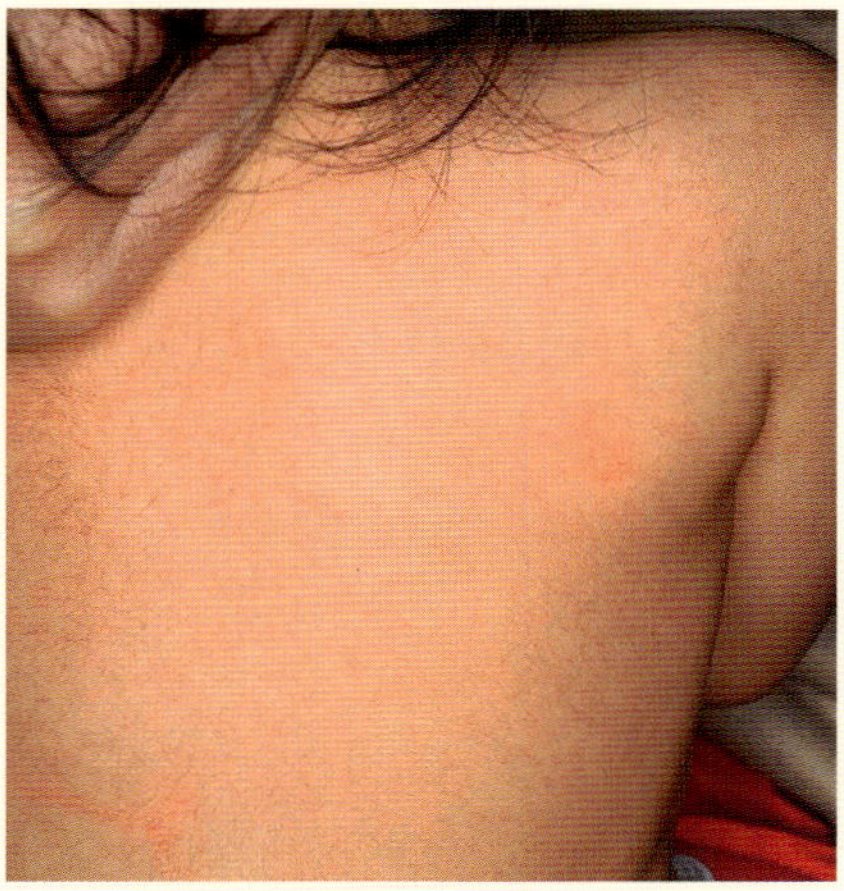

■治療後

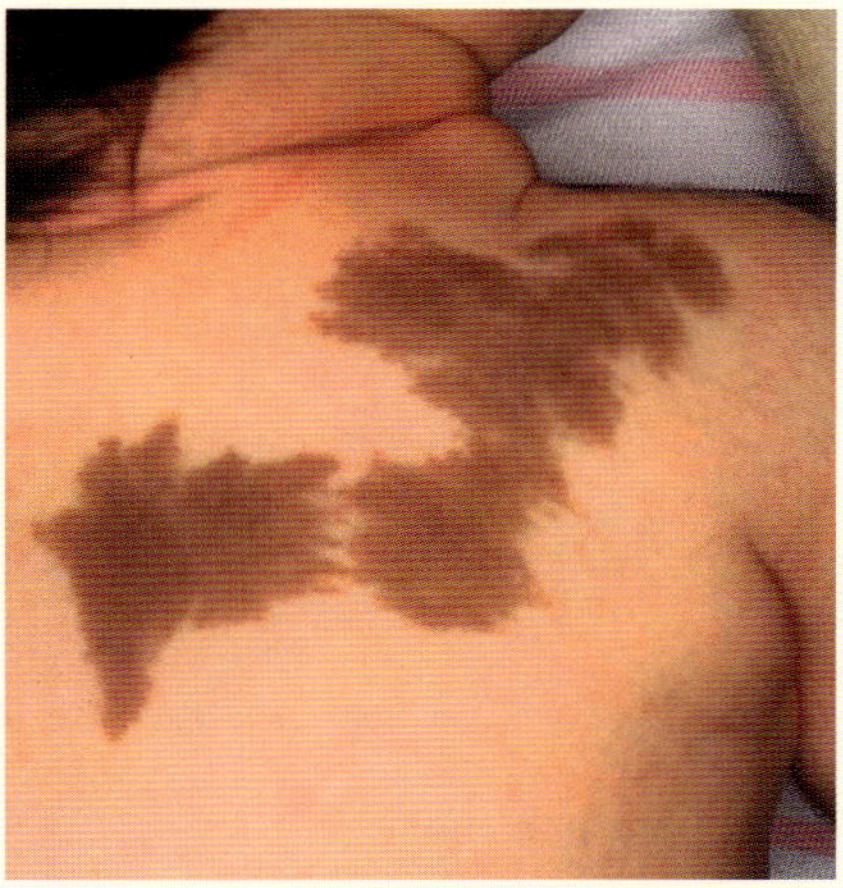

■治療前

●症例① 背中のアザ／初診2ヵ月

背中半分にできた生まれつきの母斑細胞母斑で生後2ヵ月にて病院より紹介され来院されました。母斑細胞母斑は母斑細胞が皮膚内に集落を形成しているアザで、生まれたときより徐々に細胞が皮膚の深いところへ落ちていく傾向があるため、早期に治療を行った方が効果的です。

初診時の段階でアザが表面のみにあることが診断されていたので、1回目の治療にて母斑細胞はほとんど除去ができました。皮膚の状態が落ち着くまで3ヵ月待ちましたが、アザの再発はほとんどありませんでした。5ヵ月時に2回目のレーザー治療を行い、アザは見えなくなりました。生後2ヵ月という早期のレーザー治療が奏功した患者さんです。

黒アザはアザの存在部位や治療開始時期などが治療効果を左右します。乳幼児期の早期診察、早期治療が効果的ですので、できるだけ早く専門医を受診するようにしてください。

黒アザ 母斑細胞母斑

乳児

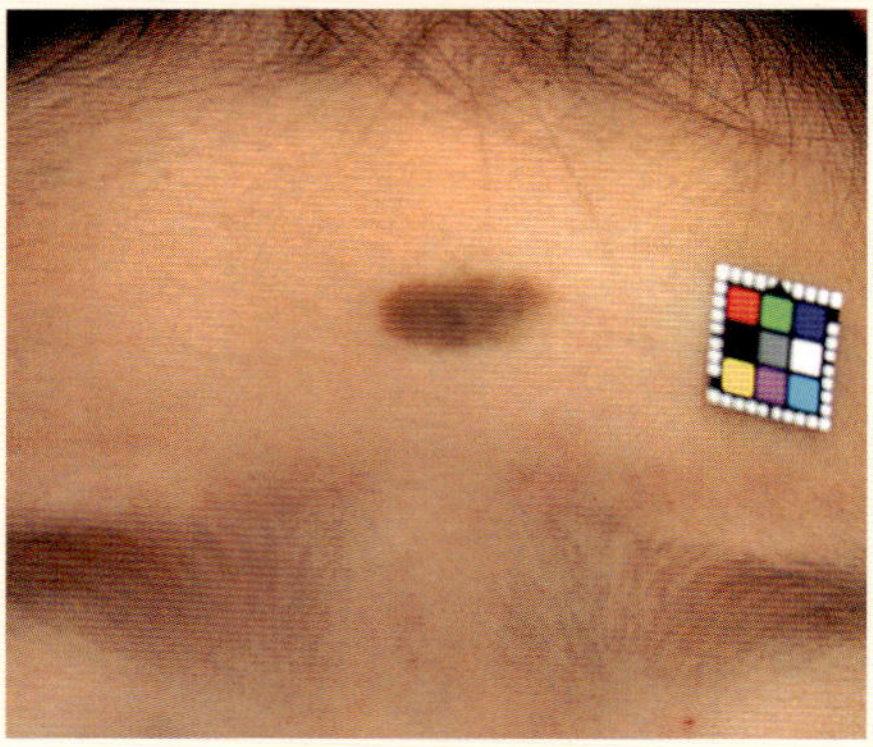

■治療前

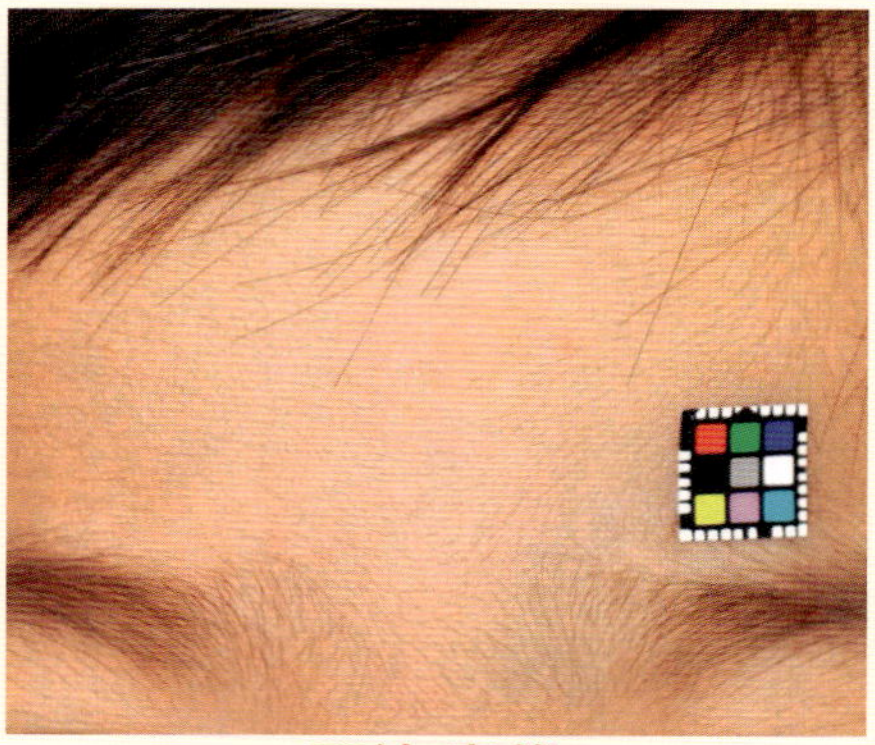

■治療後

●症例② 前額部のアザ／初診1歳

生まれつきの前額部の母斑細胞母斑のお子さんです。他院では「手術で切除するしかありません。小児だと入院手術になります」と言われたとのことで、レーザー治療を希望され来院されました。複数のレーザーを同時に用いる複合レーザー治療を3カ月ごとに6回行い、傷あとも残さず色調が改善できました。

黒アザ 母斑細胞母斑

幼児

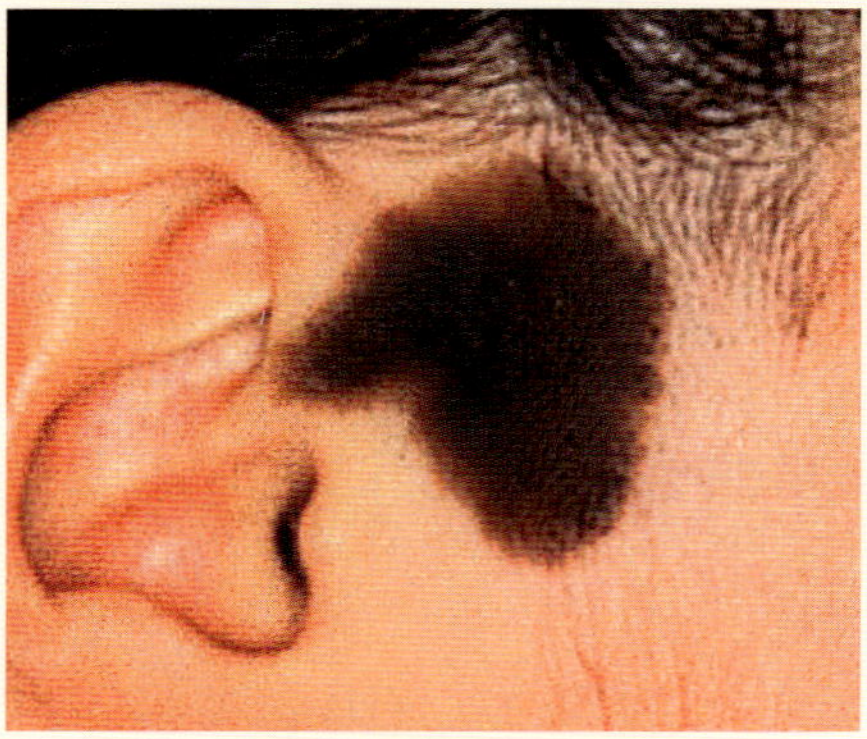

■治療前

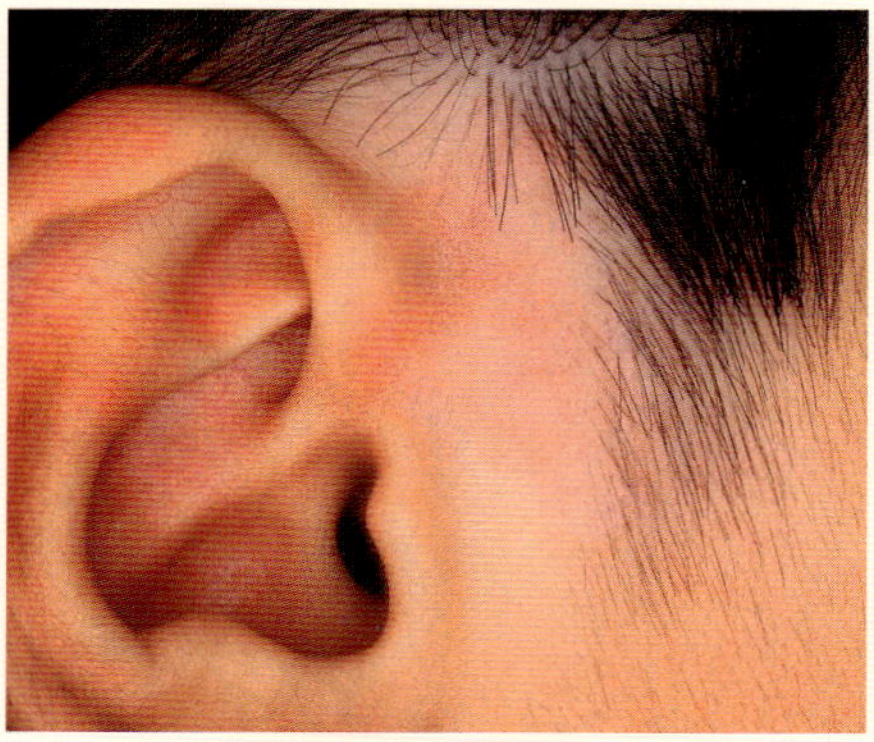

■治療後

●症例③ 耳前部のアザ／初診3歳

生まれつきの耳前部の母斑細胞母斑で複合レーザー治療を3、4カ月おきに10回でアザの色調を薄くできました。

母斑細胞母斑の治療は、レーザーを用いて皮膚の中の母斑細胞の量を徐々に減量し、正常組織に置き換えていく治療です。皮膚に傷を残さないように時間をかけて進めていくため、相応の治療回数と治療期間が必要です。

黒アザ 母斑細胞母斑

幼児

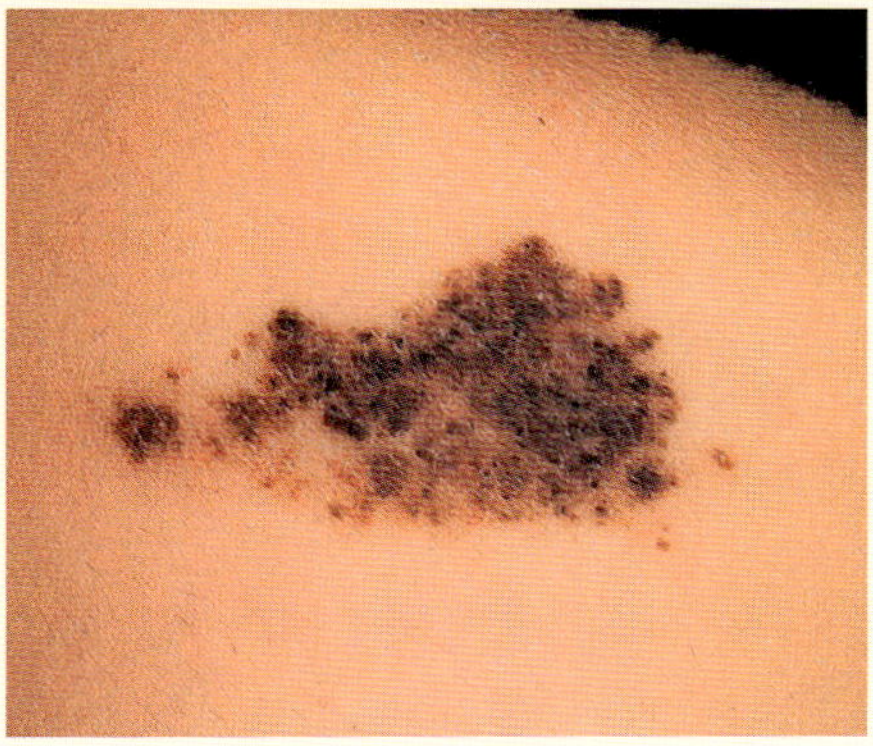

■治療前

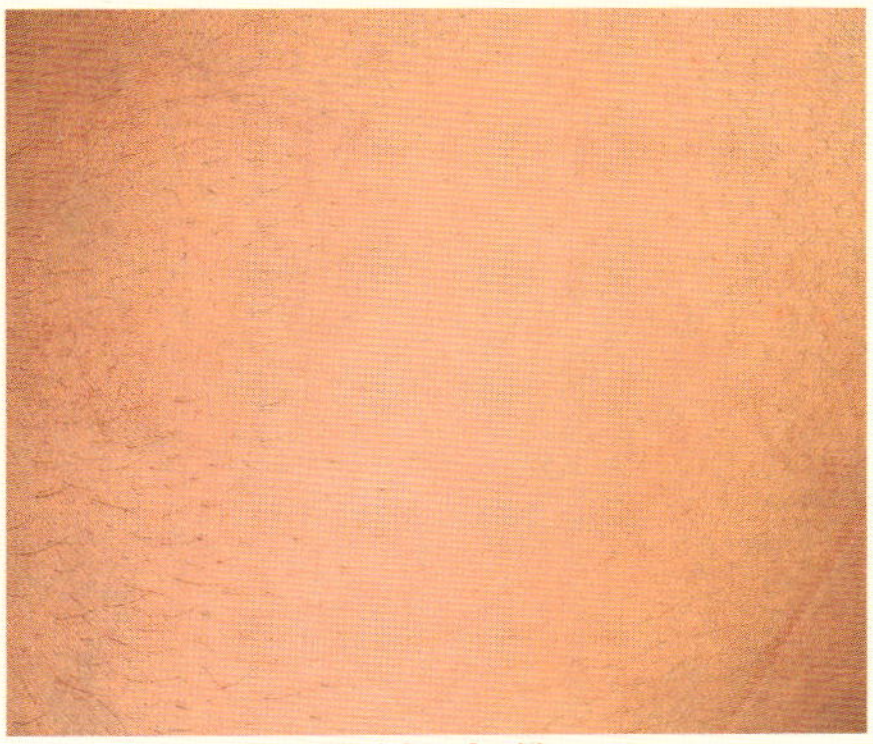

■治療後

●症例④ 大腿部のアザ／初診6歳

太ももの母斑細胞母斑です。手術かレーザー治療かの選択でレーザーを選ばれ、3、4ヵ月ごとに6回の複合レーザー治療でアザは目立たなくなりました。手術の場合は1、2回の切除術で終わりますが、太ももに一本の長い傷あとが残ってしまいます。レーザー治療は3年かかりましたが、治療結果にご家族、ご本人も満足されています。

黒アザ 母斑細胞母斑

乳児

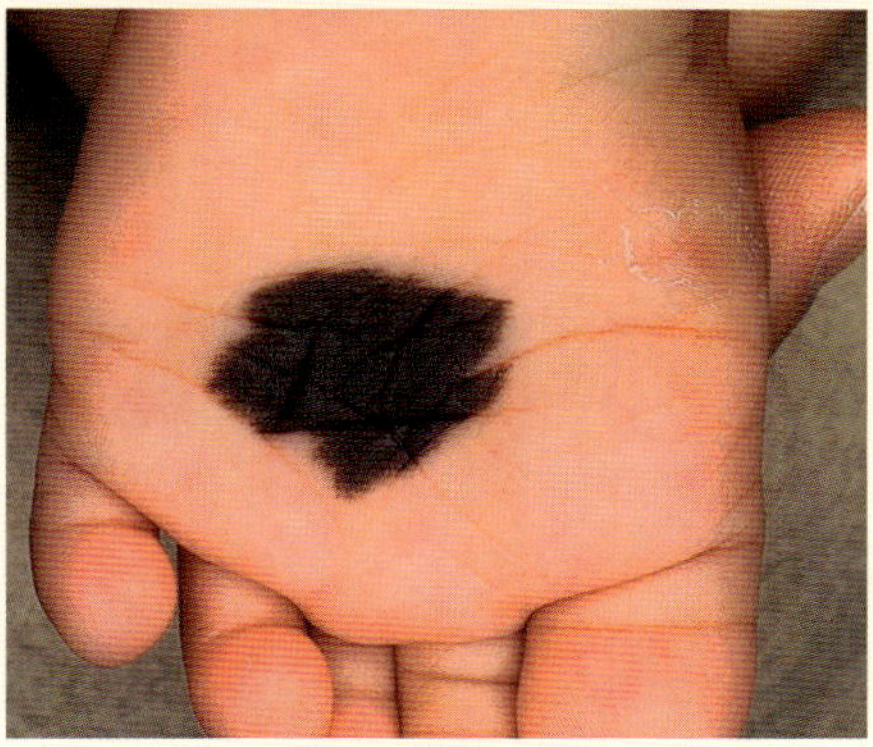

■治療前

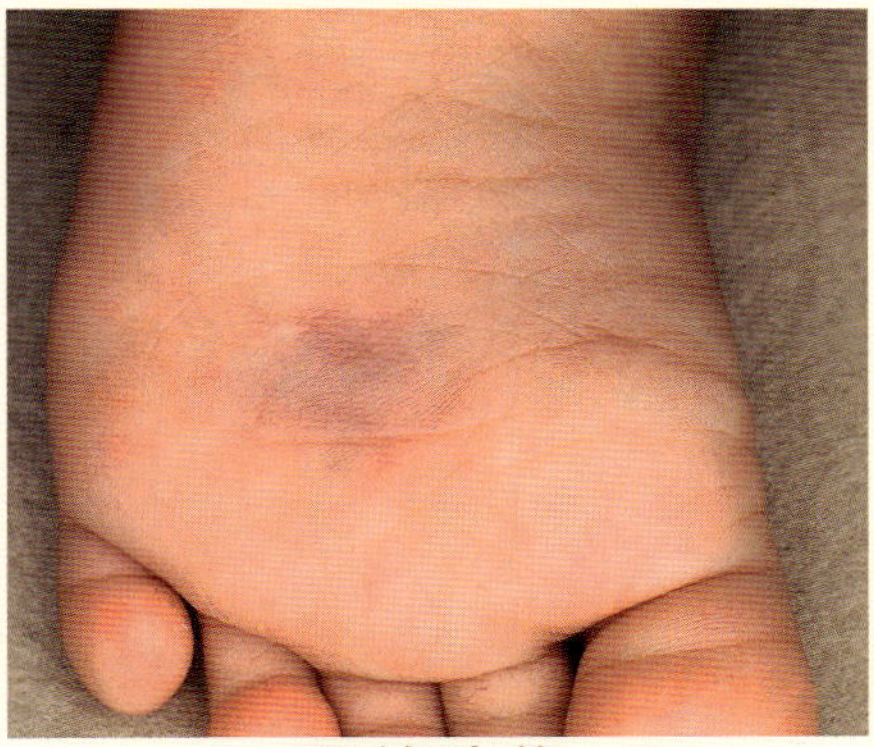

■治療後

●症例⑤ 足の裏のアザ／初診5カ月

足の裏の巨大なホクロで来院されました。事前の病理組織検査で「良性の先天性母斑細胞性母斑」とわかり、安心して治療を受けていただけました。

赤ちゃんの皮膚は薄いため単独のレーザー治療を1ヵ月ごとに8回行いました。傷あとも残らず改善することができ、またスムーズに一人歩きもできるようになりました。

Column 8

色素異常症である白斑（白アザ）もレーザーで治療可能

白斑は、「白アザ」ともいわれ、色素低下または色素脱失の特徴をもつ色素異常症です。

白斑には、先天的な遺伝子の異常で色素産生能が欠損している白皮症や後天的に発生する原因が不明の尋常性白斑などがあります。また接触性皮膚炎、熱傷、帯状疱疹など皮膚に過度な炎症や外傷が起こった後に局所の色素脱失（色がぬけてしまうこと）が生じることもあり、この色素脱失も白斑といっています。

白斑は、メラニン色素を作っているメラノサイトという色素細胞が消失していたり、メラニン色素の生成機能が低下または停止しているために、周囲の肌色よりも白く見えてしまうのです。

根本的な治療方法は確立されていませんが、通常は副腎皮質ホルモンの外用や内服、PUVA療法などの紫外線治療、皮膚移植術などが行われています。

レーザー治療では、複数のレーザー治療機器を使い分けることによって、徐々に色を目立たなくすることができます。内科的レーザー治療（LLLT）でメラノサイトの活性を促すほか、外科的レーザー治療（HLLT）により色素沈着を起こさせることで白い部分に色素を入れていく方法があります。複数のレーザーを用いる複合レーザー治療を行うことで、皮膚の状態を見ながら時間をかけて治療を行っていきます。

白斑は皮膚病の中で最も治りにくい病気のひとつで、肌が露出した部位によく発生することから、社会生活上の苦痛を伴うことが少なくありません。白斑に気づいたら早期に専門医を受診し、治療相談されることをお勧めします。

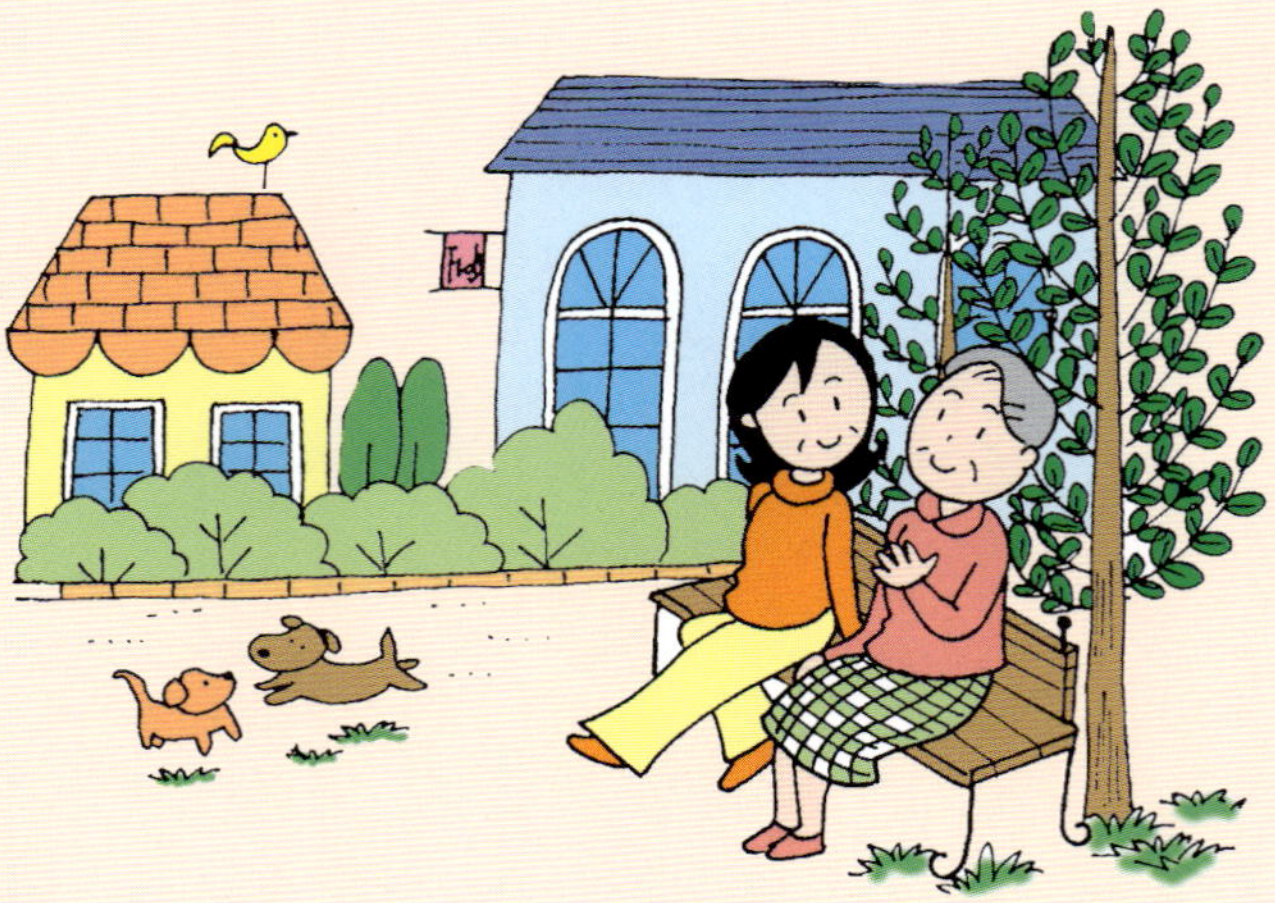

第4章

もっと知りたい
レーザーによるアザ治療

アザを切らずに治すメカニズムとは

正常な組織を温存しつつ、異常な組織のみを「選択的」に破壊します

——アザにはどんな種類があり、どんな治療方法があるのかということについて、1章と3章では、様々な具体例をまじえてお話を伺ってきましたが、4章ではどんなしくみでアザが消えるのか？　どのように正常な組織に近づいていくのか？という点について、くわしくお伺いしたいと思います。

先生　アザは、皮膚の血管が局所的に拡張や増殖したり、メラニン色素を産生する細胞が皮膚の深部（真皮）に増えたり、皮膚の表面（表皮）のメラニン色素が増加したり、また、母斑細胞が真皮内に増えたりと、アザの原因はそれぞれ異なり、その結果、アザ特有の色や形を呈します。

レーザー治療の最大の特徴は、「正常な組織細胞を温存しつつ、異常な部分のみを破壊する」というところにあります。レーザー治療が開発される前は、アザを手術で切除しても手術痕として「傷あと」が残ってしまいました。それが、レーザーを使用することで、アザのみを破壊することが可能になり、傷あとをできるだけ残さない治療ができるようになったのです。

ではなぜ、正常な組織が温存でき、異常な細胞だけ消去できるのか？

具体的に症例の多い青アザの太田母斑と赤アザの単純性血管腫を例にとって、その原理をご説明していきましょう。

赤アザ	真皮や皮下組織での毛細血管や小静脈の拡張、または血管の腫瘍性増殖をきたした疾患
青アザ	真皮内にメラニン色素が産生される疾患（通常メラニン色素は真皮にはない）
茶アザ	真皮内にメラニン色素の過剰生産がされている機能異常
黒アザ	真皮や表皮真皮結合部で「母斑細胞」が増殖している疾患

皮膚の構造図

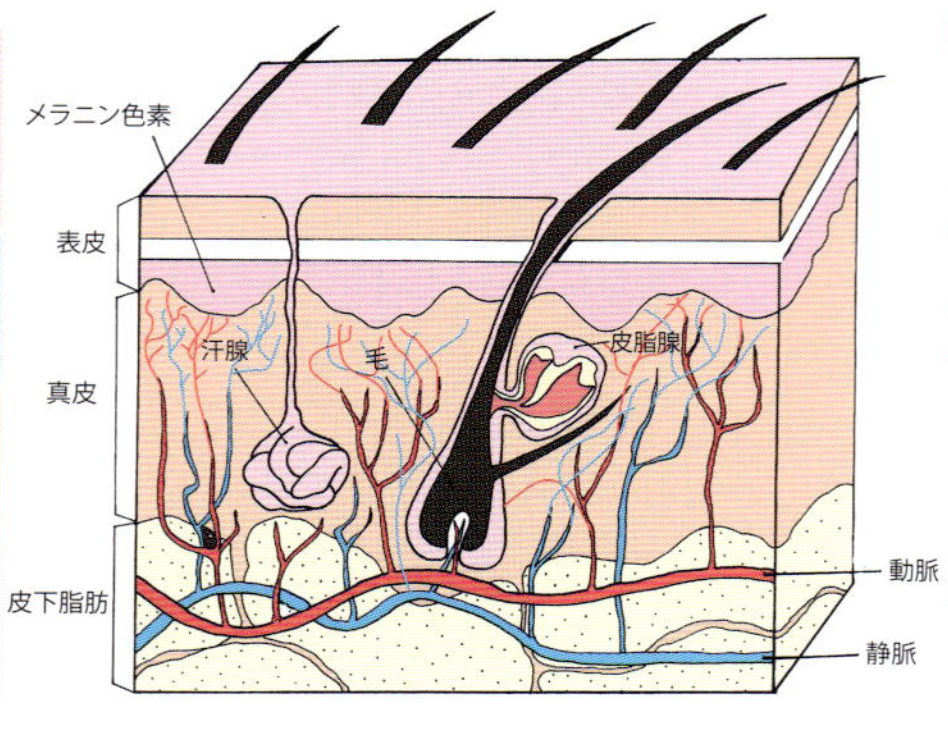

標的となる組織によって使用する「波長」が異なります

——青アザと赤アザでは、レーザーによる治療法は異なるのですか？

先生　治療法は違いますね。

青アザの治療では、皮膚のメラニン色素を標的として選択的に壊します。赤アザの場合は、拡張増殖した血管を選択的に破壊していくという治療です。

このように、レーザー治療では、アザの種類によって破壊する標的が違いますから、使用するレーザー機器も異なるのです。皮膚の中には、レーザーの標的となる組織が主として３つあります。１つは青アザの主因となるメラニン色素。２つめは赤アザの主因となるヘモグロビン（赤血球の中にある物質）。３つめは水で、ご存知のように生体の70％を占めています。

——メラニン、ヘモグロビン、水という3つの物質が、レーザーの標的となるということですね。

先生　そうですね。

レーザーには、さまざまな種類があり、波長で分類されています。

メラニン色素、ヘモグロビン、水、それぞれに吸収されやすい波長がありますので、それぞれに一番適した《波長》を持つレーザーを選択するわけです。メラニン色素の異常である青アザを治療するには、「メラニンの吸収がよくてヘモグロビン吸収があまりない、しかも皮膚の深くまで入りやすい」という波長を選択しなければいけません。そのため、ルビーレーザーとかアレキサンドライトレーザーといったレーザーを使います。

波長でいうと７００ナノメートル（１ナノメートルは10億分の１メートル）前後のレーザーが使われています。

それに対して、血管病変の赤アザの場合は、血管を壊すためにヘモグロビンの吸収がよい波長を中心に使うので、５９０ナノメートル前後のレーザーを使います。

レーザーの波長図

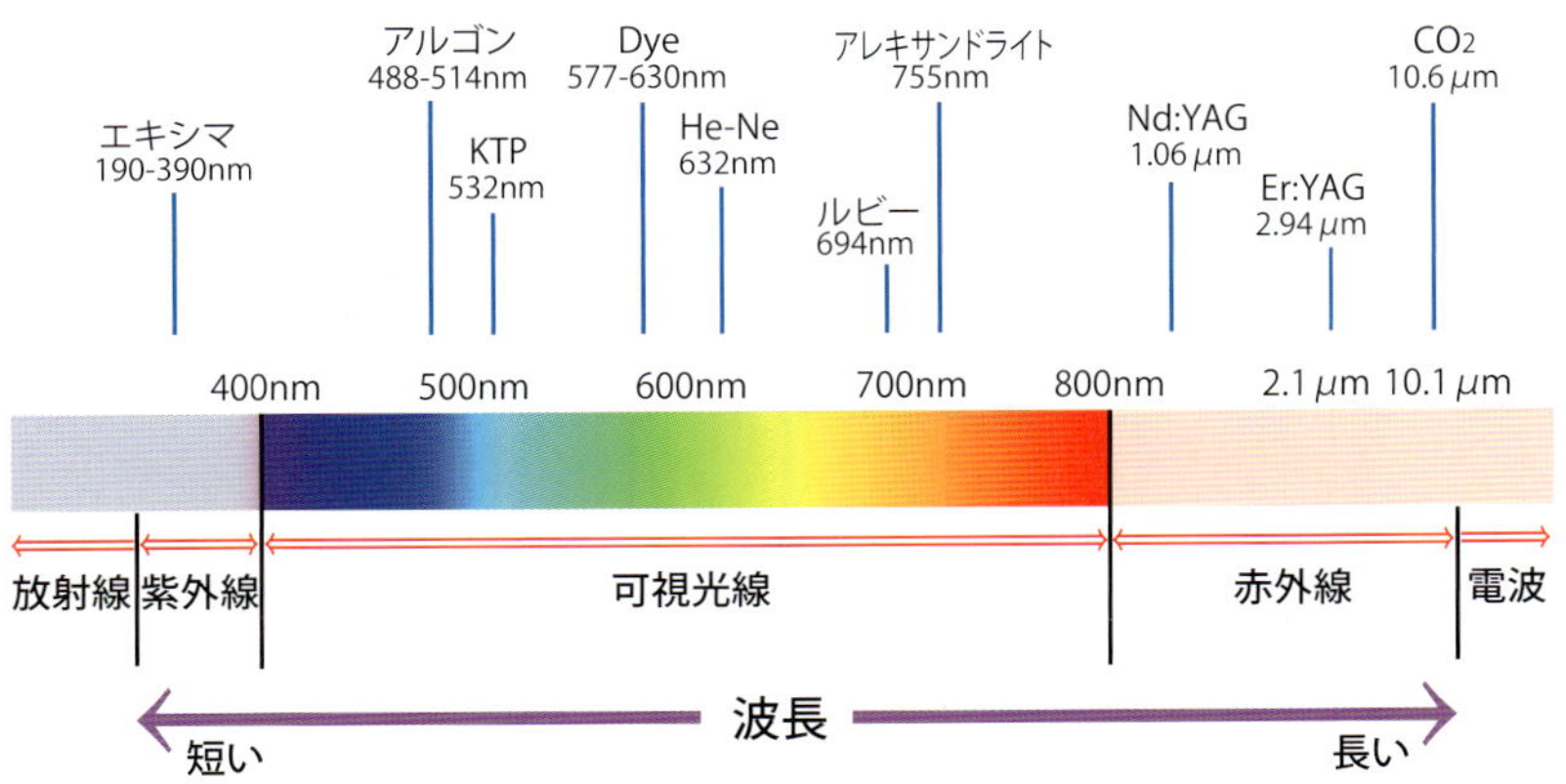

どのような組織を標的とするかで「照射時間」が異なります

—レーザー治療で他に重要な要素は何ですか？

先生　次に、レーザー治療の重要な要素となるのが、レーザーを照射する《時間》です。青アザの場合、標的のメラニン色素がとても小さいものなので、破壊するための照射時間は20ナノ秒（5000万分の1秒）という短時間で十分なのです。

　なぜなら、メラニンという物質のみを壊す目的ですので、その熱がまわりの正常組織に影響を与えない時間を計算すると5000万分の1秒になるからです。つまり、メラニンだけを壊してまわりに影響がないようにするための照射時間が重要なのです。

　それに対して、赤アザの治療では、局所的に拡張や増殖した血管を破壊します。ただし、血管自体は乳白色で色がないためレーザーは反応しませんので、血管を直接壊すことができません。

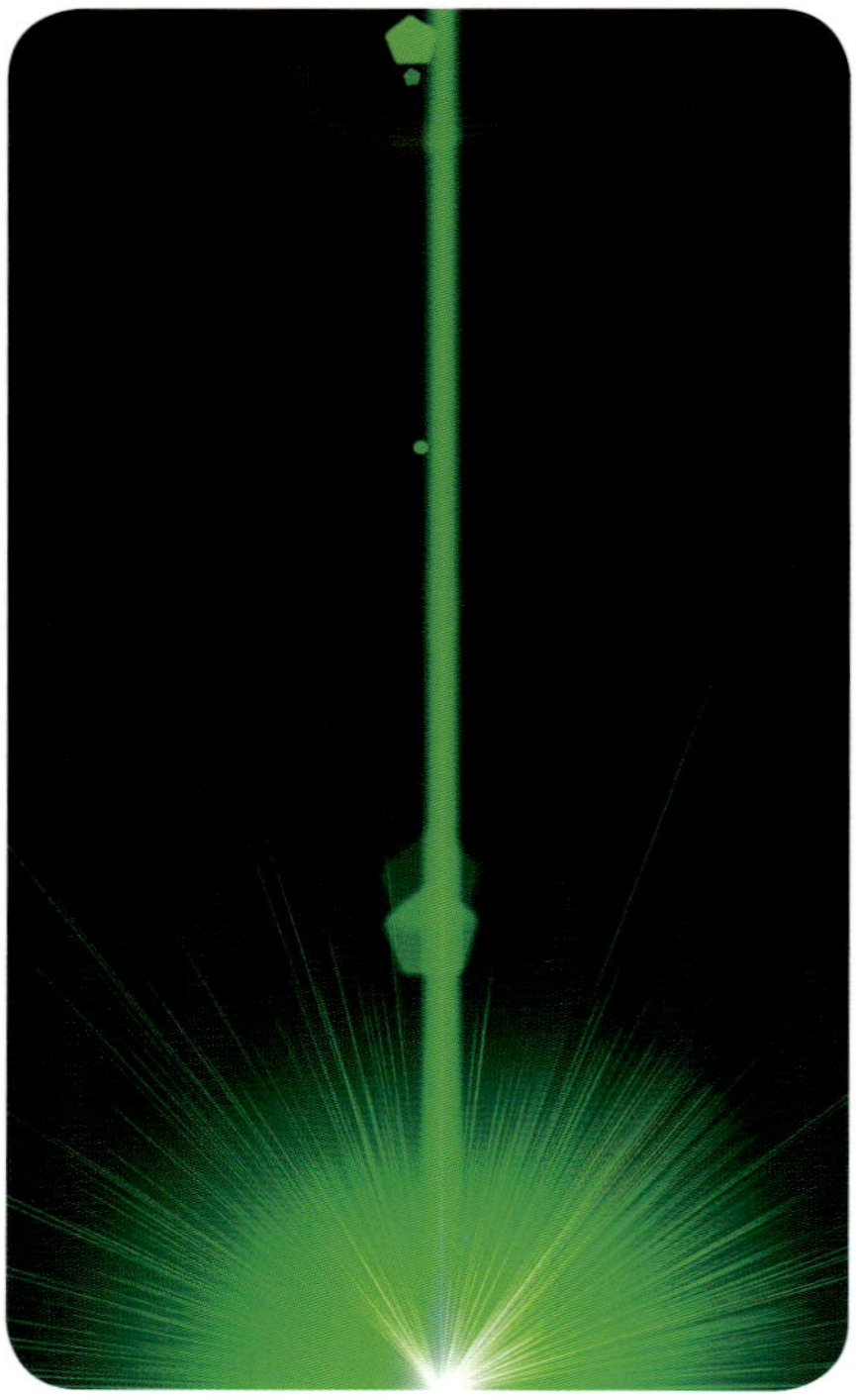

　そこで、血管内を流れる血液に含まれるヘモグロビンという物質に、レーザーのエネルギーを集中させることで熱溜まりをつくります。その熱溜まりを利用して血管壁を内側から破壊するのです。

　この熱溜まりが血管周囲の正常組織を破壊しないようにする照射時間は1ミリ秒（1000分の1秒）前後になります。

—メラニンを破壊する照射時間に比べ、ヘモグロビンを利用して血管を壊す照射時間は長いのですね。レーザー治療とは、ものすごく精緻な技術なのですね。

先生　ひと口にレーザーといっても何を壊すかによって、どんな波長を選択するか、しかもどのくらいの時間を照射するか、ということでだいぶ違いがあります。そのためレーザー治療を行うには、専門的な知識と技術が必要になるのです。

「創《そう》傷《しょう》治《ち》癒《ゆ》」という体の中の傷を治すメカニズムが重要です

――レーザー治療で破壊された組織はどうなるのでしょうか?

先生　レーザー治療で壊れたメラニン色素や血管などは、生体の免疫担当細胞などによって取り除かれ、正常な組織に修復されます。このような生体の傷を治す働きのことを「創傷治癒」と言います。

――レーザーがアザを壊して、治すきっかけを作る。つまり「傷を治す力」が元通りにしてくれるという訳ですね。

先生　そうです。

当然この創傷治癒がうまく働かなければ、傷あとを残さないように治すことはできません。我々はこの力がうまく働くように工夫をして治療にあたっています。傷の治りをよくする塗り薬やガーゼ類も重要ですし、内科的レーザー治療などを利用することも創傷治癒をアップさせるのに有効です。

――レーザー治療が安全で人にやさしい治療と言われるゆえんがわかってきました。

先生　どんなアザで何を標的にするのかを正確に把握することが大切なのです。その上で、どのような波長のレーザーを選ぶのか、どれだけの照射時間、エネルギー密度で照射すればよいのかが決まってきます。

また医療サイドには傷あとを残さず、きれいに治すために創傷治癒に対しての理解と治療への応用力が求められているのです。

最近ではいろいろなレーザー機器が使用できるようになってきました。我々のようなレーザー治療の専門施設では、ただ単にアザを治療するというのではなく、より安全により効率的にアザを取り除くための複合レーザー治療(複数のレーザーを使い分ける)という考え方が導入されてきています。

そこには今まで以上にアザやレーザー機器、そして創傷治癒に対する知識と高い臨床応用力、さらにより高い専門性が求められるようになってきているのです。

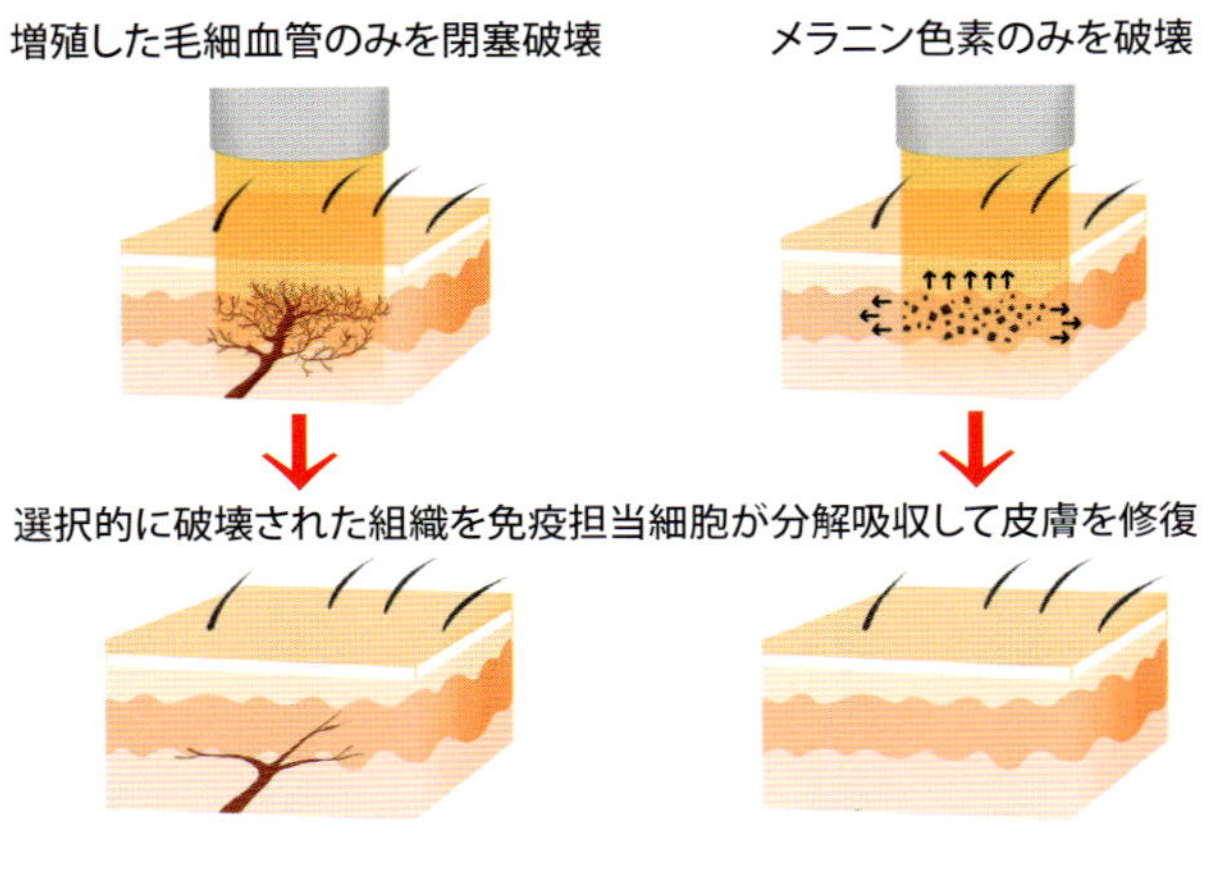
増殖した毛細血管のみを閉塞破壊
メラニン色素のみを破壊
選択的に破壊された組織を免疫担当細胞が分解吸収して皮膚を修復

青アザのレーザー治療の原理

レーザーを深くに到達させ、メラニン色素だけを壊します

——それでは、いままでの内容を踏まえて、青アザの「太田母斑」について具体的にご説明いただけますか？

先生　「太田母斑」は、現在ではレーザー治療の代表的な疾患で、レーザーが第一選択、それ以外の治療は行われなくなりました。

この「太田母斑」（22ページ参照）は、皮膚の中の真皮という深い場所にメラニン色素がつくられる疾患です。そのため、深い所にレーザーを到達させ、メラニン色素だけを壊していくことが必要になります。

——具体的にはどんなレーザーが使われるのですか？

先生　Qスイッチレーザーの中のルビーレーザーというものが主に使われています。Qスイッチルビーレーザーの照射時間はふつう20ナノ秒程度です。

それを照射すると、皮膚のメラニン色素だけを瞬時に破壊することが可能になります。

——それでは、実際の治療の経過を教えてください。

先生　レーザーを皮膚表面に照射して、真皮にあるメラニン色素を破壊しますが、私たちの皮膚には表皮にもメラニン色素があるため、表皮も若干焼けてしまい〝カサブタ〟ができるという現象が起こってしまいます。しかし、この、カサブタは7～10日で取れ、表皮は元通りになりますので、問題ありません。

——皮膚の中で破壊されたメラニン色素はどうなるのでしょうか？

先生　皮膚の中では破壊されたメラニン色素は、異物として存在しているのですが、貪食細胞に代表される免疫担当細胞がきれいにしてくれるのです。

治療後は色素沈着や日焼けを予防することが必要です

――症状が落ち着いていくまでにはどのくらいの期間がかかりますか？

先生　レーザーをあてた部位のメラニンが壊れたといっても、その周囲にも若干の炎症が起きていますので、照射部位に一致して2～3週間くらい赤くなる方が多いのです。

実際に、皮膚の炎症がもとに戻るのに通常1ヵ月から3ヵ月かかります。

その期間は、炎症のために真皮が赤く紫外線吸収が高いので、表皮が紫外線に反応してしまって「色素沈着」が起こりやすくなります。

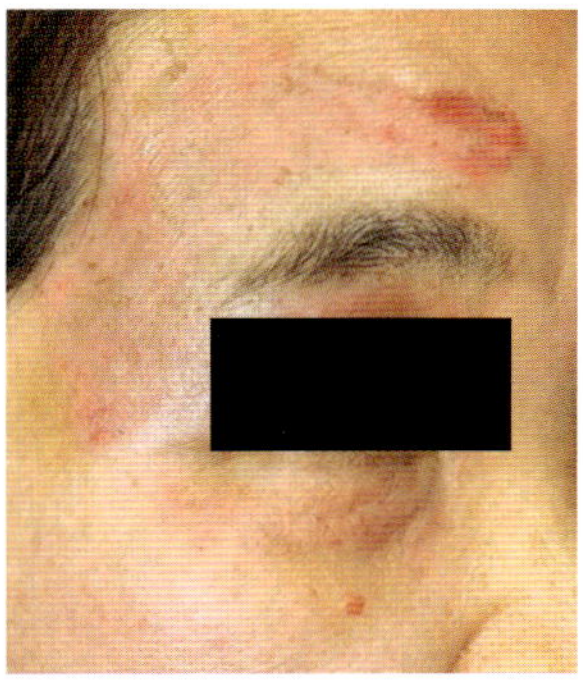
レーザー照射後に現れた発赤

――やけどをした後が黒くなってしまうのと同じで、炎症があると色素沈着が起きてしまうわけですね。

先生　そのとおりです。

ですから、外用療法や日焼け止めなどを使っていろいろケアを続けます。

照射部に色素沈着が現れた場合、その沈着がとれるまで時間をかけながら、注意深く治していきます。

肌の色を確実に見て患者さんの肌の色調を見ながら、次の照射時期を決めることが非常に重要になってきます。

色素沈着は年齢とともに起こしやすくなりますから、治療期間も回数もそれだけ増えてしまうことになります。

その点、小児の場合は色素沈着を起こしにくいですから、その意味でも早期受診をして治療を開始したほうがいいわけです。

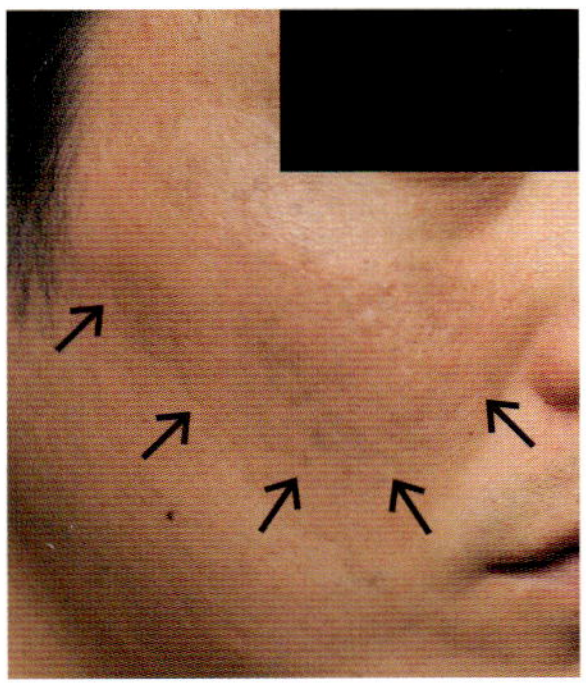
レーザー治療後の一時的な色素沈着

――レーザー治療を受けに来られた患者さんたちに、こうした治療にまつわる背景についてお話しされるわけですか。

先生　われわれのクリニックでは、治療の前に一人ひとりの患者さんのアザの特性、治療方法、治療計画や期間についても詳しくご説明しています。

ところが、こういった説明なしにレーザー治療を開始し、治療後のケアも行っていない病院もあるようです。

アザの治療は、一人ひとりにある症状・経過が密接に関係した個別医療ですから、患者さん個々の状態に応じた治療方法と経過説明・術後のケアは欠かせません。

赤アザのレーザー治療の原理

血管腫の治療では、異常な血管のみを破壊します

——次にレーザーによる赤アザ治療についてお聞きしたいのですが。

先生　先ほどお話したように、赤アザの治療では皮膚表面からレーザーを照射して、皮膚表面に損傷を与えず血管内のヘモグロビンを介して異常血管のみを破壊しようとするものです。

この治療では、波長が590ナノメートル前後の色素レーザーを使用します。照射した色素レーザーが血管内のヘモグロビンに吸収されると、そこに熱溜まりができて、血管の内側から血管壁を選択的に破壊することができます。

——破壊された血管はどのようになってしまうのでしょうか？

先生　血管の壁が焼け、血管が破壊されると、一部から血液が漏れるため、外からは紫色の内出血ができたように見えますが、血管が損傷すると血管の中に血栓（血のかたまり）ができて、閉塞するので血管からの漏れは収まります。

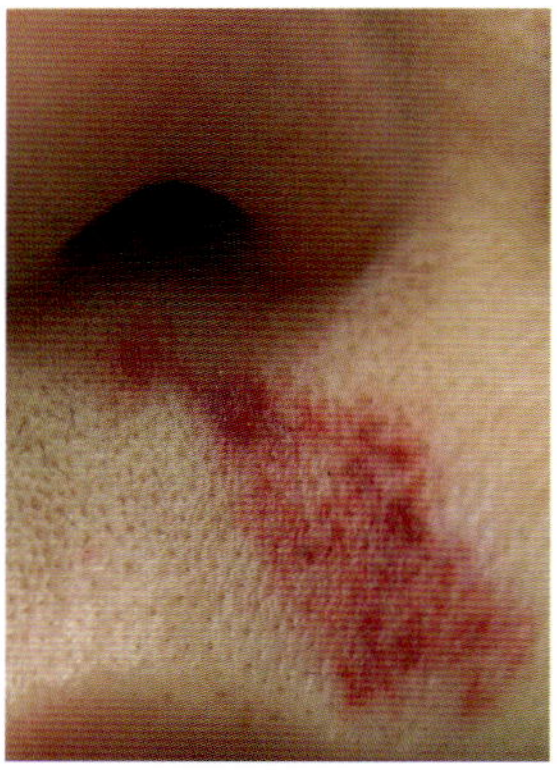

レーザー治療後の内出血

その後、閉塞破壊された血管は体内で自然吸収され消失するのです。

——具体的な治療経過を教えてください。

先生　赤アザの治療部位の内出血は3週間くらいで治まります。青アザの治療と違い、赤アザの治療では内出血が起こる照射エネルギー密度でレーザーをあてることが治療効果を出すためには必要なのです。

内出血が引いてくると皮膚表面が茶色くなってくる方がいますが、これは皮膚表面からのレーザー照射の際に表皮を通過したレーザー光により、若干

表皮が傷つくために起こる一時的な色素沈着です。

やけどになるようなエネルギー密度で照射するわけでありませんので、心配はありません。

――皮膚の中の血管はすべてなくなってしまうのでしょうか？

先生　そのようなことはありません。血管がすべてなくなってしまったら、皮膚が死んでしまいますから。内出血がひいていくときに皮膚の中では「血管新生」という現象が起きています。

アザの異常な血管が閉塞して、自然吸収された後には、血管新生が起き、本来あるべき毛細血管がつくられてきます。血管新生の過程が起きている期間がだいたい2週間ぐらいです。

レーザー治療では、照射後に閉塞した血管が消失したり、色素沈着で生じた傷んだ表皮が回復したりと、皮膚が自分の力で治していくという期間、言い換えれば待機期間が必要となります。

あせらず「待って」、繰り返し治療することが大切です

――色素沈着が起こっているときに治療を続けても良いのでしょうか？

先生　待機期間中に茶色くなった状態で治療すると、赤アザの波長が茶色にも吸収されて、表面にカサブタができてしまいます。つまり、ここで照射をしてはいけないわけです。

ですから、色素沈着が落ち着くまで待って肌の色がきれいに見えるようになったら治療を再開します。それを繰り返しながら結果を出すというのが、皮膚にダメージを与えないレーザー治療の特徴です。

――通常は3カ月くらい待つというのはなにか意味があるのですか？

先生　皮膚を休ませ回復を待つ期間なのです。人間のひとつのサイクルですね。人によって違いがありますから、必ず3カ月というわけではありませんが、色素沈着が取れてから治療をスタートするということで、ちょうどそのくらいはかかると思います。

色素沈着の落ち着くまでに顔の場合は2～3カ月ですが、手足の場合はなかなか色素沈着がとれないため6ヵ月から12ヵ月待たなくてはならない場合もあります。あせらず「待って」繰り返し治療を行うことが大切です。

精密なレーザー機器の日々の維持・管理が繊細な治療を可能にします

——アザのレーザー治療のしくみがよくわかりました。レーザーがあれば何でもできるのですね。

先生 そんなことはありません。

レーザー機器は非常に精密な医療機器ですから維持、管理が重要なのです。レーザー機器が正常に動かなければ、皮膚に傷をつけずにアザを取るという繊細な治療はできませんから。我々のクリニックでは同じ治療がいつでもできるように、照射パターンや出力測定を毎日行ってレーザー機器が正常に稼働しているのかをチェックしています。定期的にレーザー機器の維持、管理が再現性のある繊細な治療を可能にするのです。

——レーザーの維持管理を行っているかなど、医療機関を選択する上で他に参考になることはありますか？

先生 レーザー機器の維持、管理に関しては、各医療機関に直接伺ってください。またレーザー機器は誤った使い方をすると失明ややけどなど大きな傷害が発生しますから様々な安全対策を行わなくてはなりません。

厚生労働省や日本工業規格では医療用レーザー機器の安全使用に関して様々な指針を設けています。日本レーザー医学会では医師や看護師、技師などに対してレーザーの安全使用に関する教育を行い、専門医などの資格制度を作っています。治療を受けられる際は学会認定の資格の有無なども参考になるでしょう。

——アザのレーザー治療を行うには先生方にも様々な知識や技術などが求められているのですね。

先生 アザには様々な種類があるのでアザに対する専門知識が必要です。

またレーザー治療では複数のレーザーを扱う必要があるので、各レーザー機器の工学的特徴とともに生体反応、安全性についての深い知識と経験に裏付けられた技術が求められてくるでしょう。我々の施設ではアザのレーザー治療の知識や技術の習得には最低5年の経験が必要だと考えています。

——最後にアザを持った方、患者さんにメッセージをお願いします。

先生 どのようなアザでもアザの特徴と治療方法について専門の医師に診断してもらい、適切な治療方針を立ててもらうことが大切です。アザに対する治療は、様々な選択肢があり、治療経過や予想される治療結果が異なるものもあります。そのため十分な説明を受けられ、理解していただくことが重要です。ご家族やご本人が十分に納得してから治療を選択する、ということが最も大切な出発点ですから。

第5章

様々な分野に応用される レーザー治療

レーザー治療をきっかけとして新しい人生を前向きに歩かれている方が多いようです

近年では傷あとや刺青《イレズミ》、花粉症などでレーザー治療を受ける患者さんがとても増えています

——これまでレーザーによるアザの治療について詳しくお聞きしました。

ここでは、レーザーの特徴を用いて、アザ以外にも行われている治療についてもお伺いしたいと思います。

アザ以外には、どのような治療に応用されているのでしょうか？

先生　レーザーが最初に応用されたのはアザの治療ですが、皮膚の中の色を取るというレーザーの特性を生かすことで、イレズミや傷あとなどの治療にも応用範囲が広まってきました。

——応用範囲が広まっているレーザー治療は、患者さんに負担の少ない治療法なのですか？

先生　正常な皮膚は温存して、異常な組織のみを選択的に治療するという患者さんにとっても、レーザーは負担の少ないやさしい治療法なのです。

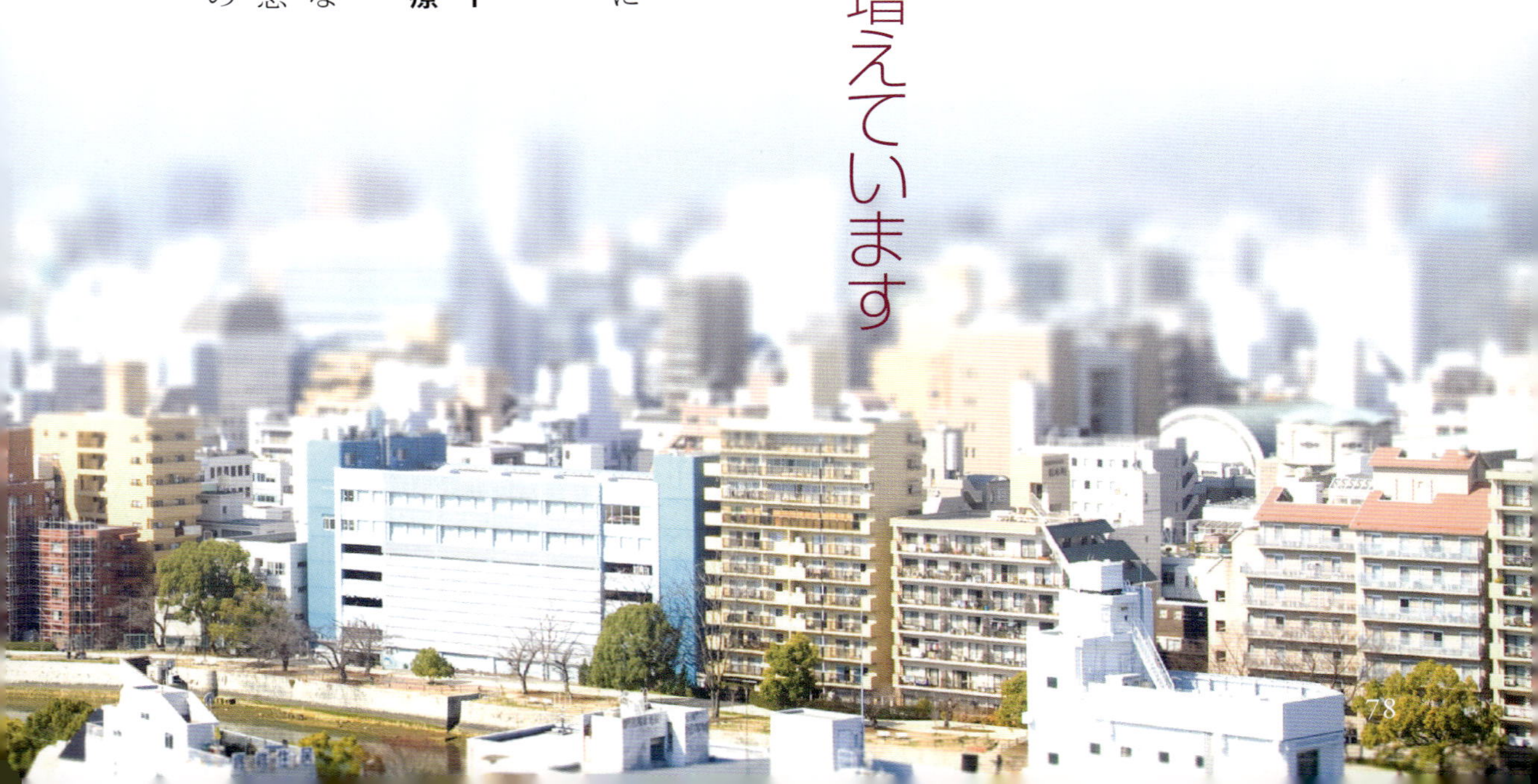

——最近では、美容皮膚科的な治療＝レーザー治療というように考えられているようですが…。

先生　それは、アザの治療を受けた多くの患者さんから教えられたことでもあるのですが、レーザーを照射した部位がレーザーを照射していない部位よりも、皮膚のハリが出てシワがなくなったり、毛穴が目立たなくなったり、むだ毛が薄くなったりという予期せぬ効果が現れたことから、美容皮膚科的な発想が生まれたのです。

現在では、シミ、シワ、タルミの治療から脱毛など、レーザーの特徴を生かした美容領域への応用も広がっています。

——国民の6人に1人とも言われる花粉症の治療にもレーザーが利用されていますね。

先生　そうなんです。レーザーは花粉症の鼻の症状の改善にも広く利用されています。

——イレズミの除去も多いと聞いていますが。

先生　イレズミの場合は、近年増加傾向にあります。これは、海外渡航がごく普通に行われる昨今、多くの方が海外生活をされる中で、軽い気持ちで入れてしまったという方が、帰国後に後悔して除去の治療に来院されるというパターンが多いようです。

海外では「タトゥー」は、ファッションの一つとしてごく普通に扱われておりますが、日本に帰国して子供を持つ年齢になると、みなさん後悔し始めるようですね。

——内科的レーザー治療とは、どのようなものですか？

先生　内科的レーザー治療は、今までお話してきたアザや刺青の治療のような組織を破壊する治療（外科的レーザー治療）とは異なり、レーザーを弱く照射することによって引き起こされる生体を活性化させる反応を利用した治療法です。

「組織の活性化し、血液循環を良くし、

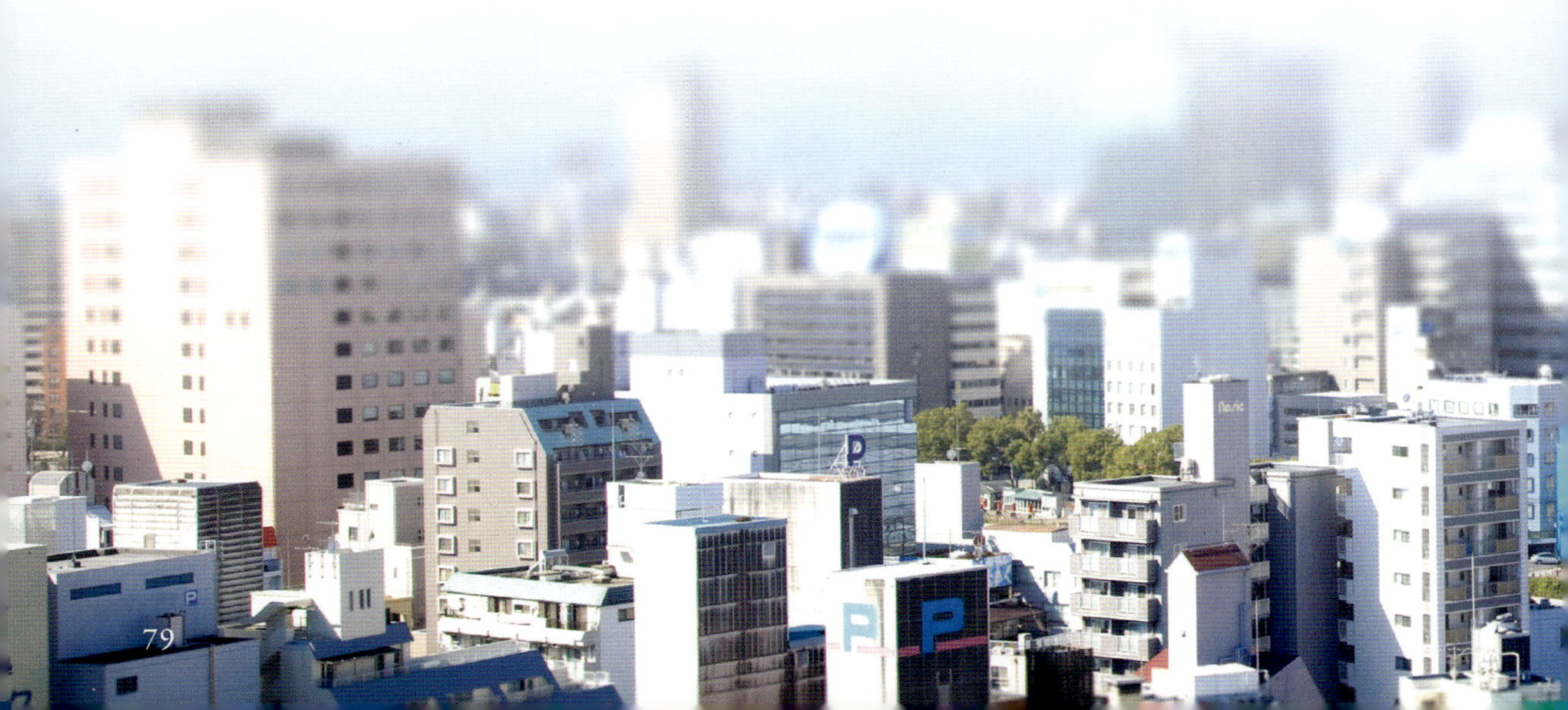

新陳代謝を高める」のが特徴で、組織における血流の改善や増強、血管新生、リンパの流れの改善などが得られるのです。

――内科的レーザー治療はどのような疾患や分野で使われているのでしょうか？

先生　この治療は1980年代から臨床応用が盛んになりました。神経の伝達速度が抑制されたり、筋肉の緊張が取れたり、発痛物質が除去されたり、浮腫が除去されたりすることから各種の痛みの治療に用いられてきました。

近年では、内科的レーザー治療により局所の血流改善だけでなく、脳血流をはじめ全身の血流改善が得られることが注目されています。

全身の血流が改善し、ホルモン環境が整えられることで、卵子の質が改善することが判っており、難治性の女性不妊症の治療にも応用されているのです。現在の少子化社会における希望の光になってくれればと思っているところです。

また、治療というくくりではありませんが、スポーツ医学の分野でコンディショニングづくりにも使用されています。アスリートやプロ選手のパフォーマンスの向上のために、いろいろな競技で積極的に導入されてきています。

――レーザーが、様々な分野に応用されているのがよくわかりました。治療を受けられた方はみなさん、明るい気持ちで人生を過ごされているそうですね。

先生　それはそうです。

気になっていたことが解消されるわけですから。人間関係がうまくいくようになったとか、仕事の成績が上がったとか、いろいろな面に影響してくるようです。みなさんレーザー治療をきっかけとして、新しい人生を前向きに歩かれている方が多いように感じています。

内科的レーザー治療による脳血流量の変化

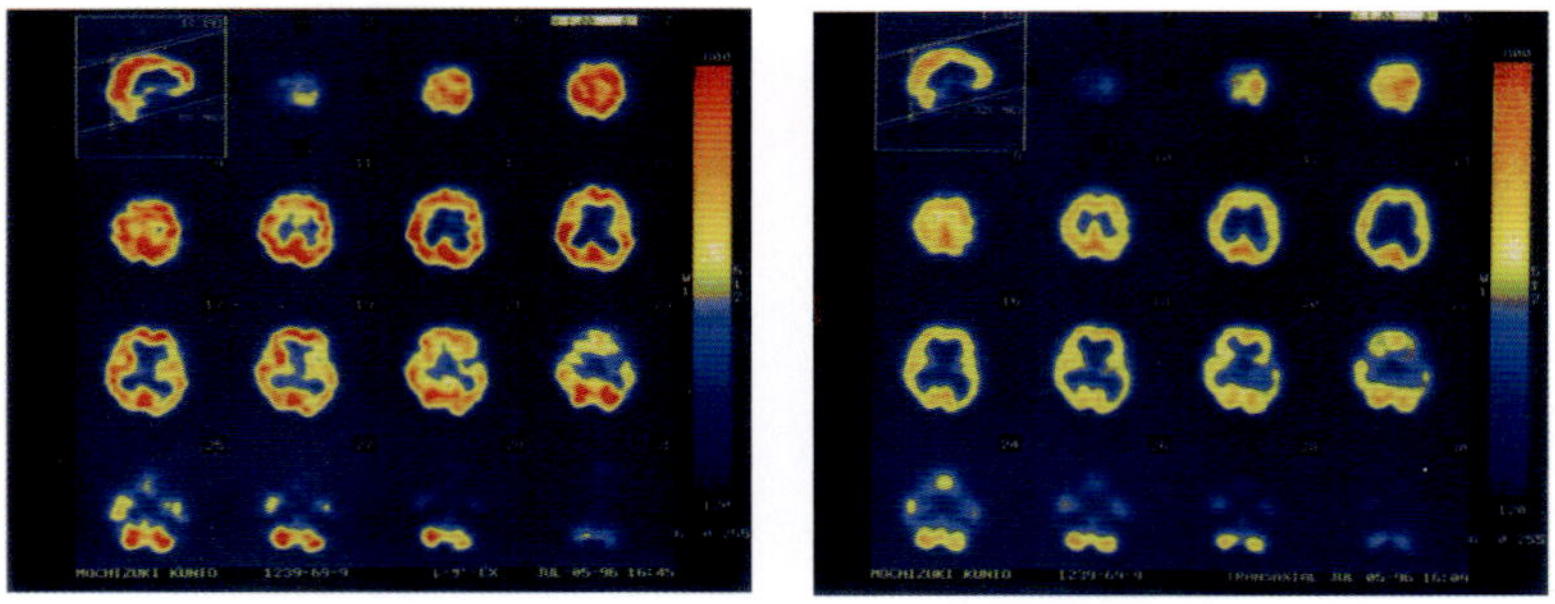

レーザー治療後には脳血流量が約30%増加する
（放射性同位元素を用いた脳血流量検査による）

刺青(1)外傷性

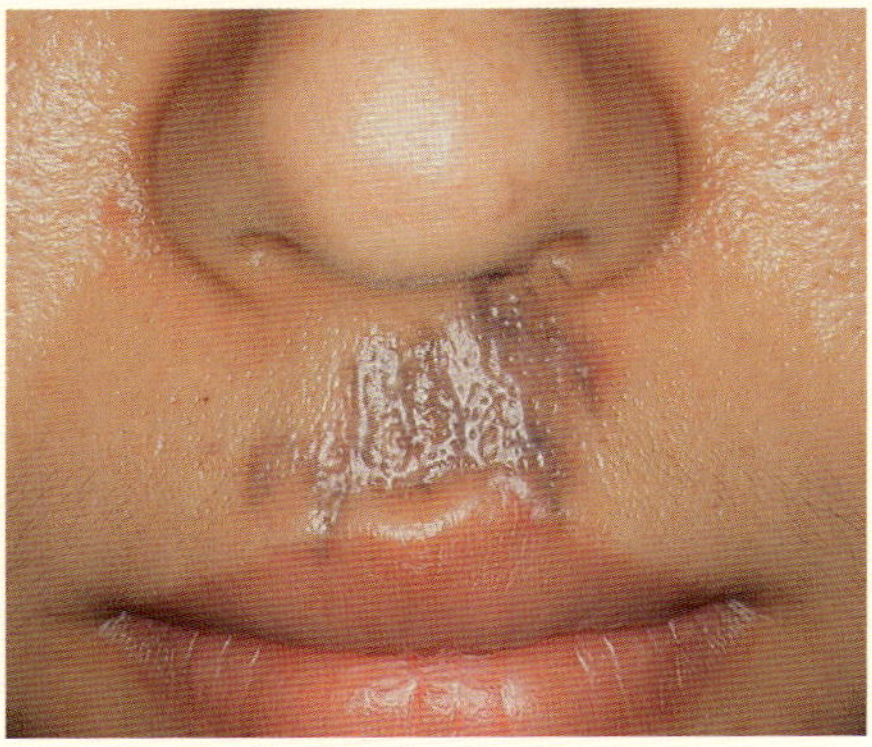

■治療前

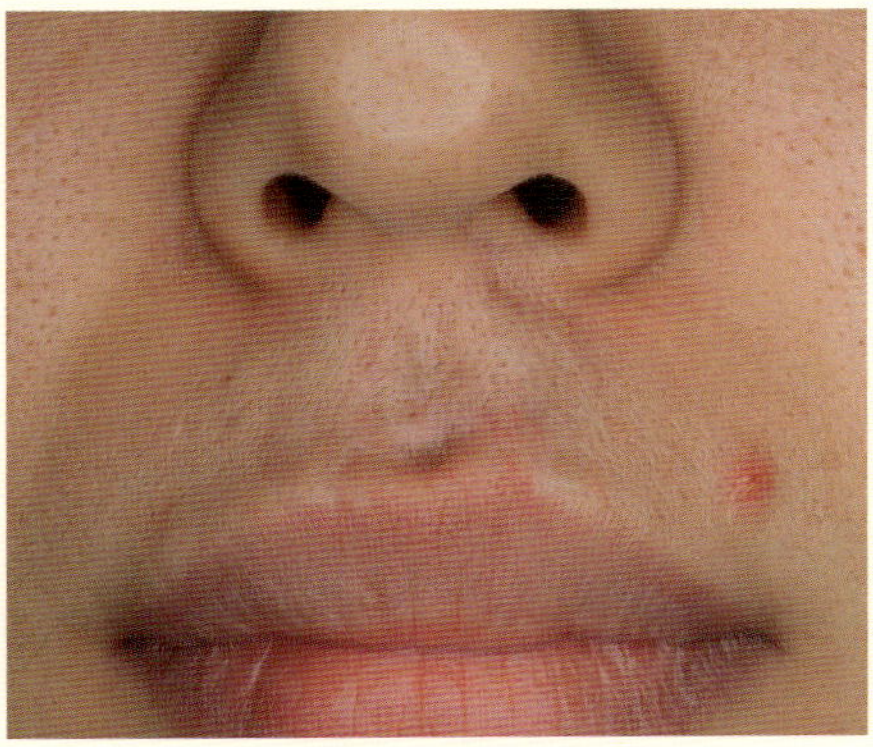

■治療後

●症例① 23歳 通院期間 1年5ヵ月

自転車で帰宅途中に車と接触する事故に遭い、道路に顔面を打ち付けた衝撃で鼻の下の皮膚にアスファルトの色素が入り込んでしまった外傷性の刺青です。ご本人は顔に傷あとが残るのではないかと、とても悩んでいました。

鼻の下のデリケートな部分でしたが6回のレーザー治療で、皮膚の色調と質感が改善できました。

刺青(2)

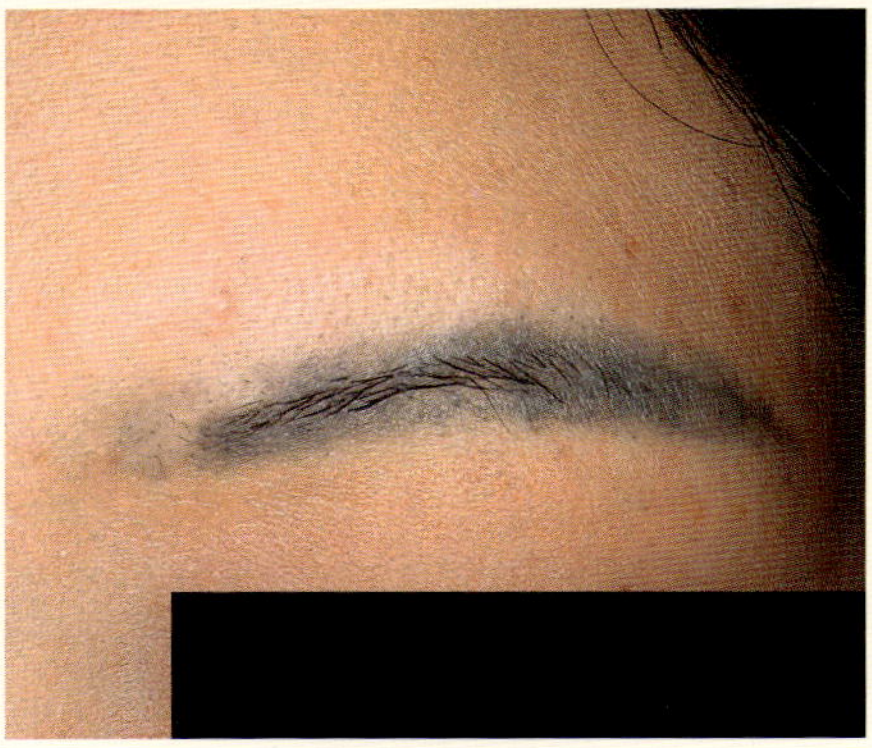

■治療前

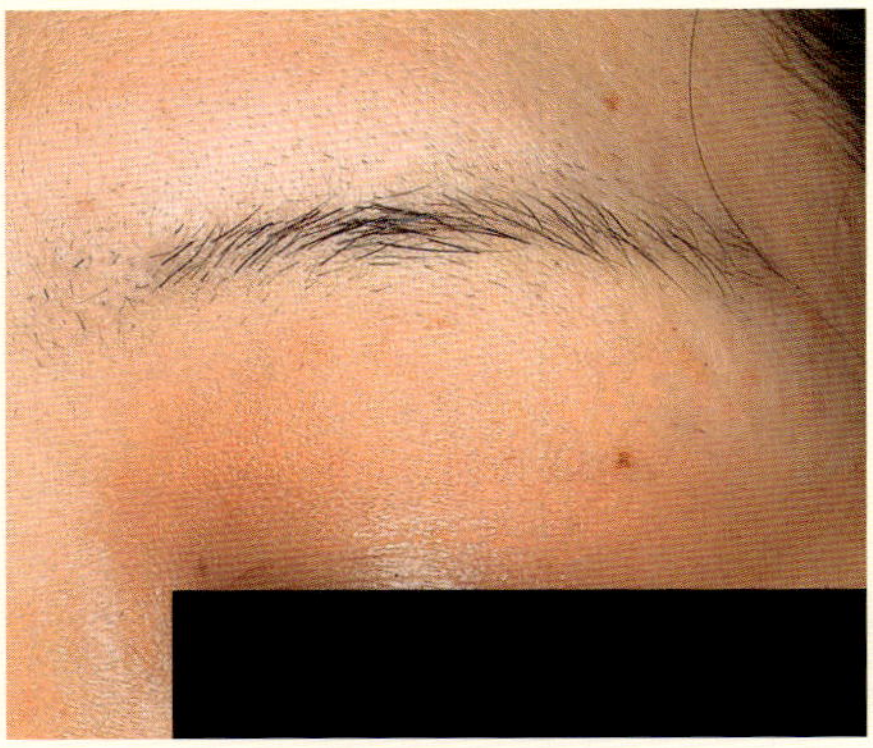

■治療後

●症例② 23歳 通院期間 4ヵ月

眉が薄くメイクをしても、すぐ消えてしまうので眉にアートメイクを入れたそうです。しかし、時代と共に眉のラインの流行が変化したために治療を希望して来院されました。アートメイクも刺青ですから、皮膚に入れ込んだ色素を取り除かなければなりません。眉のラインがきれいに戻りました。

刺青(3)

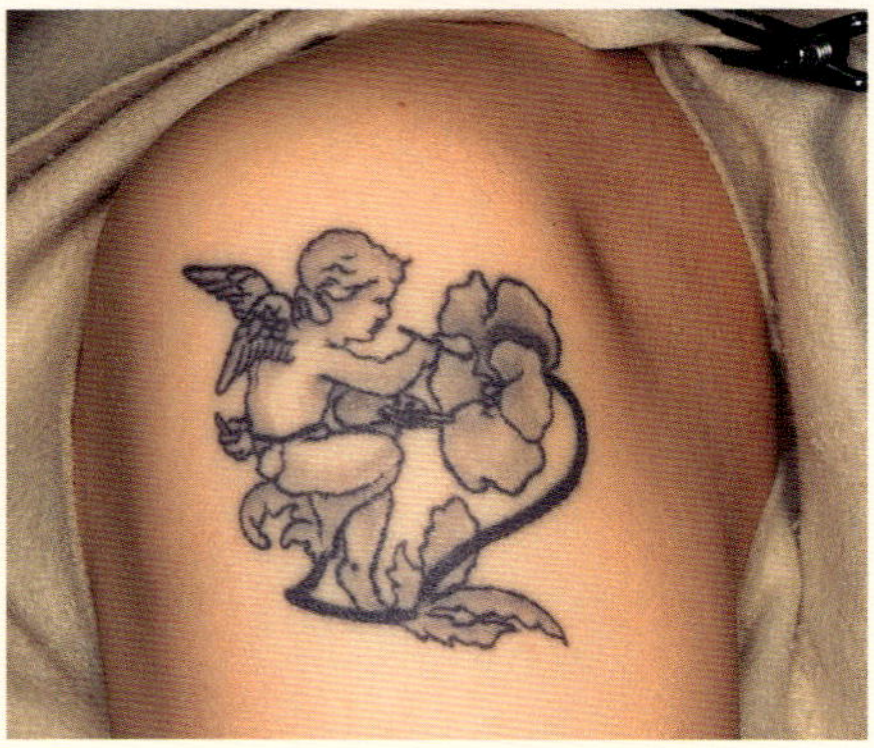

■治療前

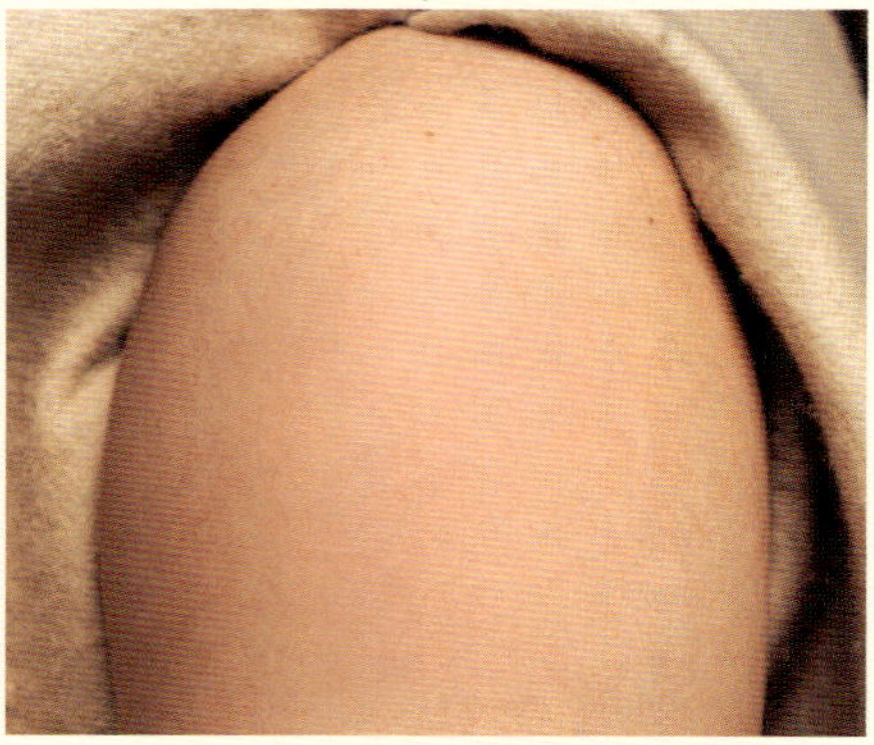

■治療後

●症例③ 26歳　通院期間 3年

刺青は色素を人工的に皮膚の中に入れた状態ですがアザと似ています。そのためレーザー治療により刺青の色素のみを選択的に破壊していくと、肌を傷つけずに、色だけを取り除くことができるのです。QスイッチNd：YAGレーザー治療6回で腕を出せるくらいにきれいになりました。

刺青(4)

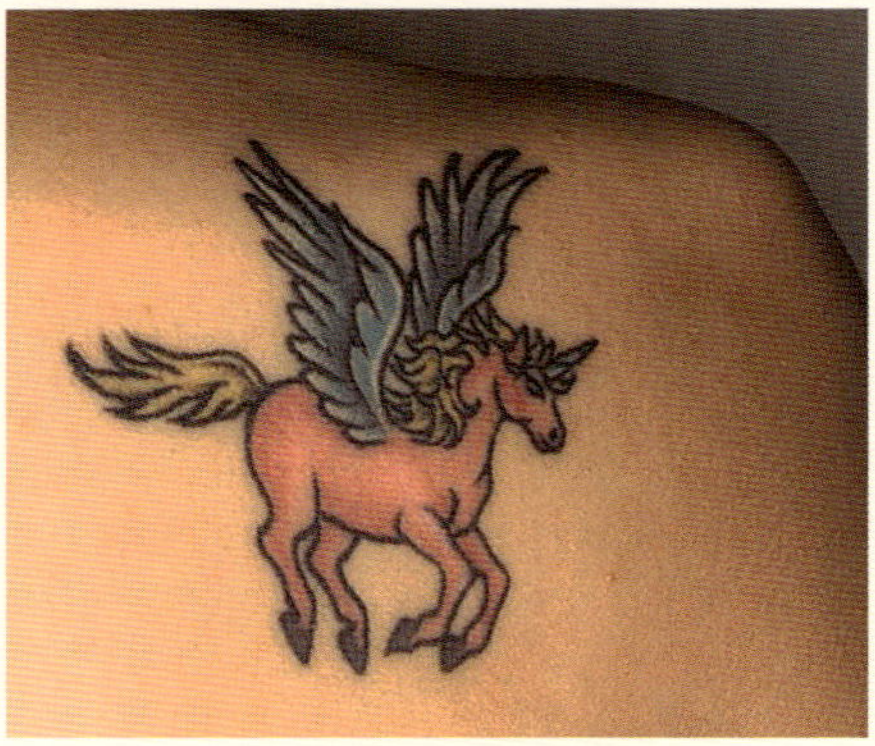

■治療前

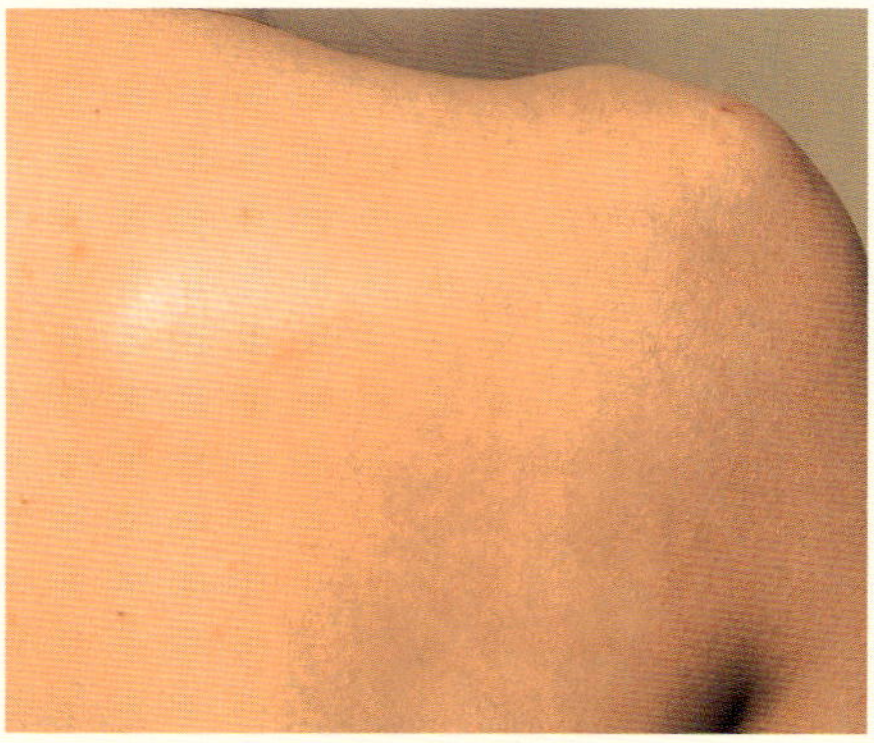

■治療後

●症例④ 22歳 通院期間 2年11ヵ月

ファッションで刺青を入れる女性も多いようですが、スポーツジムや温泉に入れないことや、子供を持つ親になるとプールにも連れて行けないとの悩みも出てきます。複合レーザー治療を1回、その後に内科的レーザー治療を行いました。色素沈着もなく、まったくわからないくらいになりました。

やけど(1)

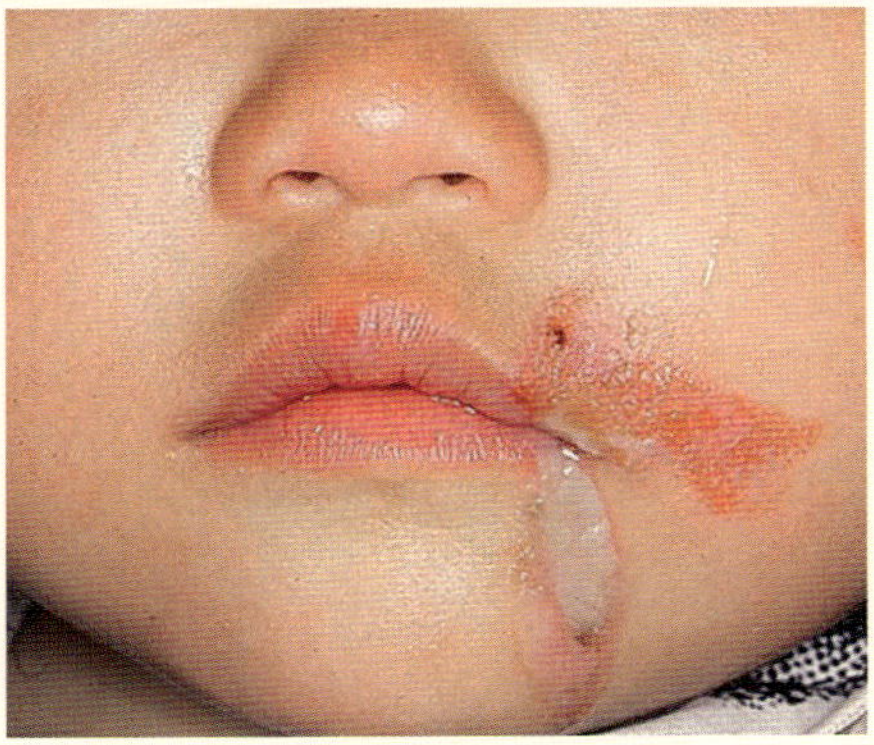

■治療前

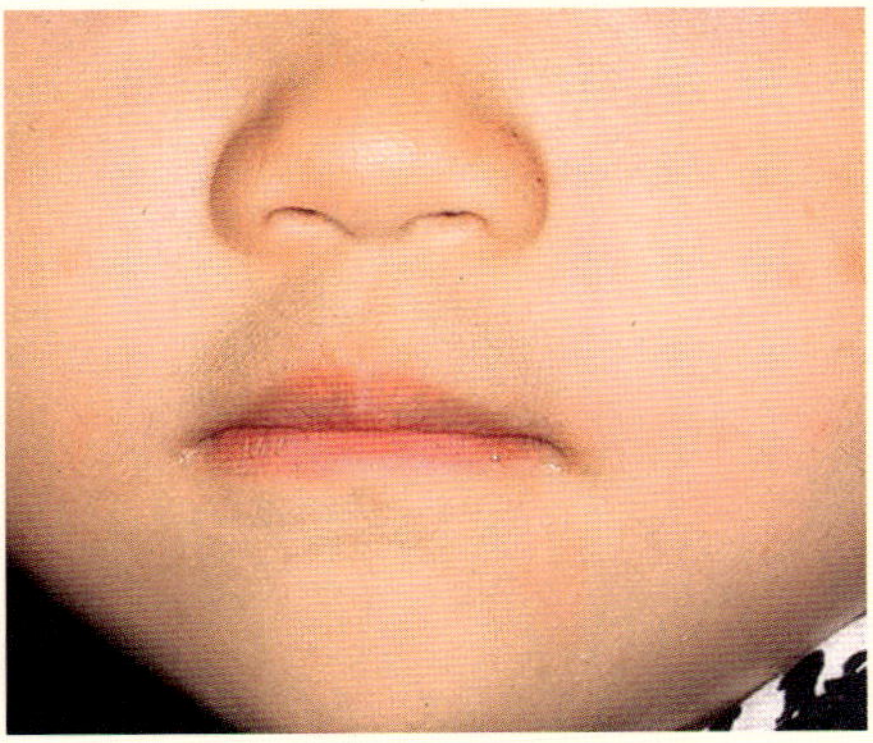

■治療後

●症例① 2歳 通院期間 8ヵ月

唇からあご、頬にかけてやけどを負った2歳の女の子です。やけどをしてから、そう間を開けずに来院されたので治療には2ヵ月。経過観察も含めて完治まで8ヵ月です。やけどの痕はほとんどわからないまでになりました。内科的レーザー治療のみで治療しています。

やけど(2)

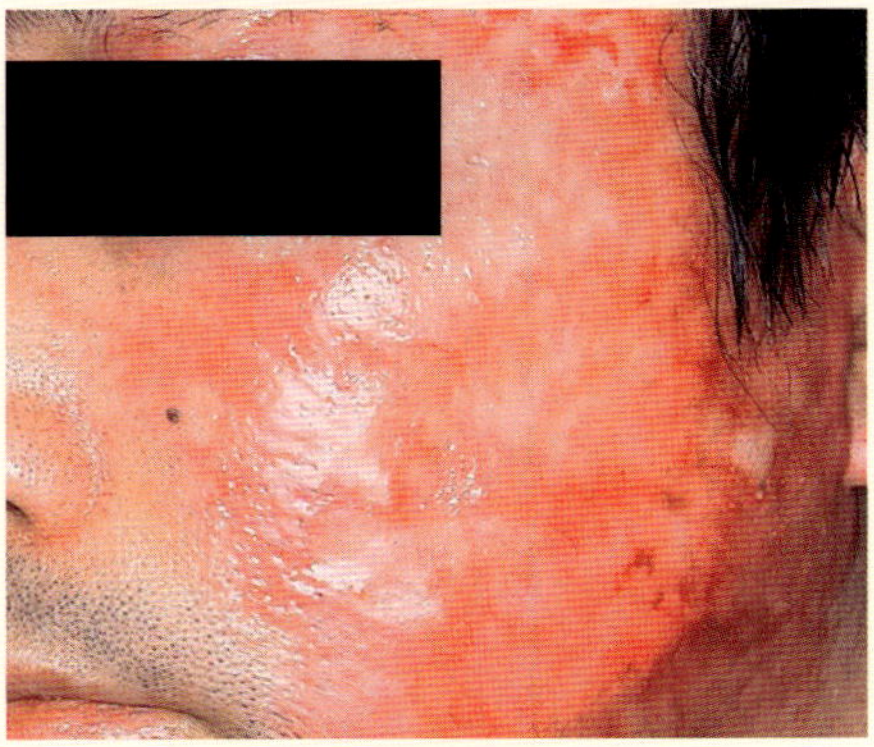

■治療前

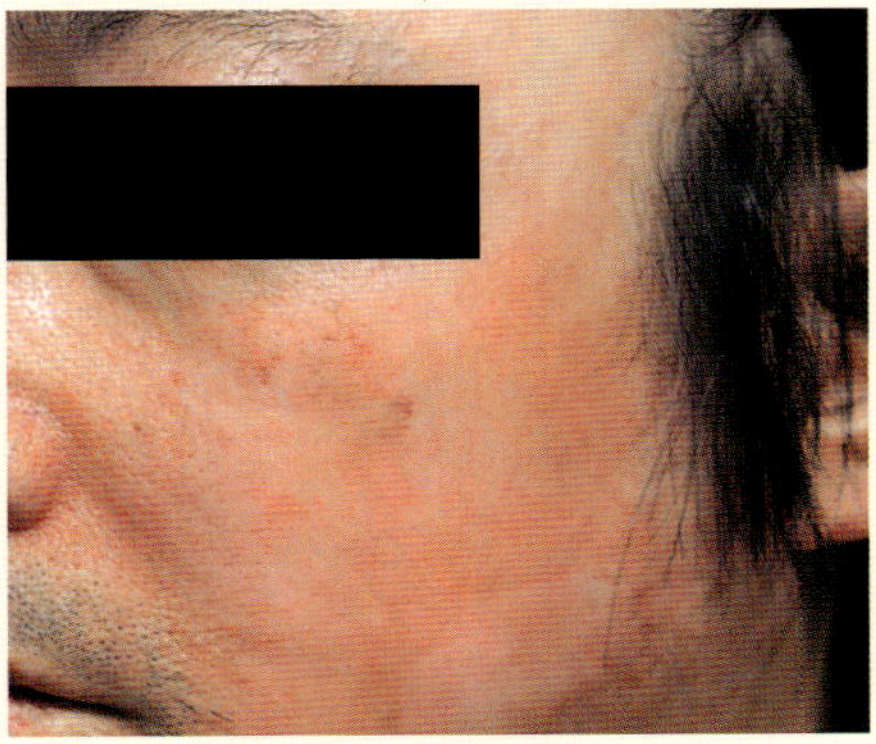

■治療後

●症例② 48歳 通院期間 2年4ヵ月

仕事で溶鉱炉の点検中事故に遭い重度のやけどを負いました。熱傷治療で有名な病院で入院治療後、当クリニックを紹介され来院。初診時には、顔面の左側から中央にかけて赤味が残り、一部皮膚のただれが進行した難治性潰瘍の状態にありましたが、レーザー治療でここまで回復されました。

手術痕（1）

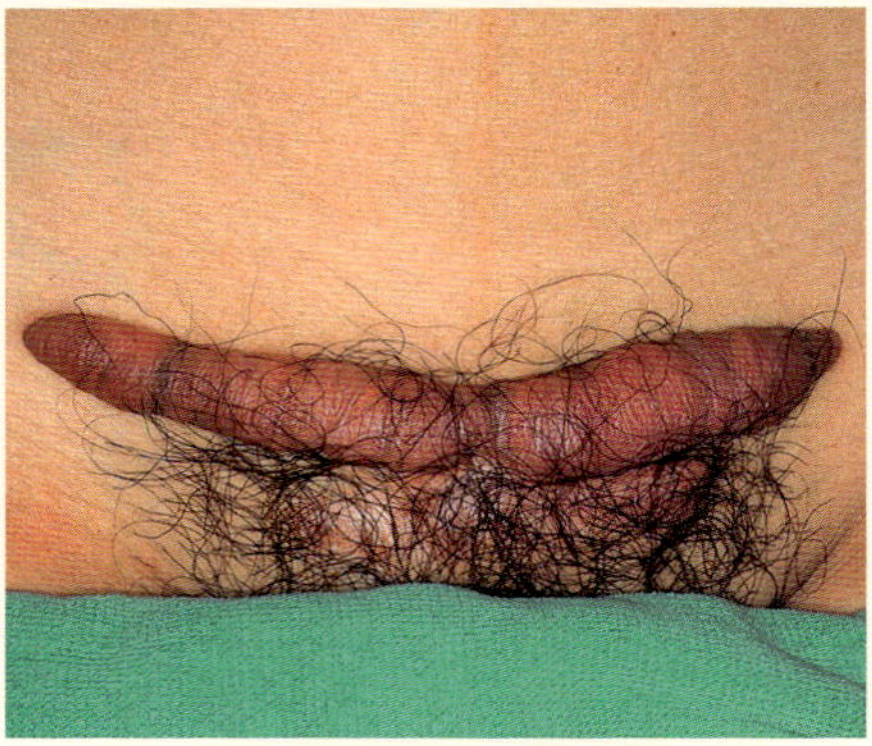

■治療前

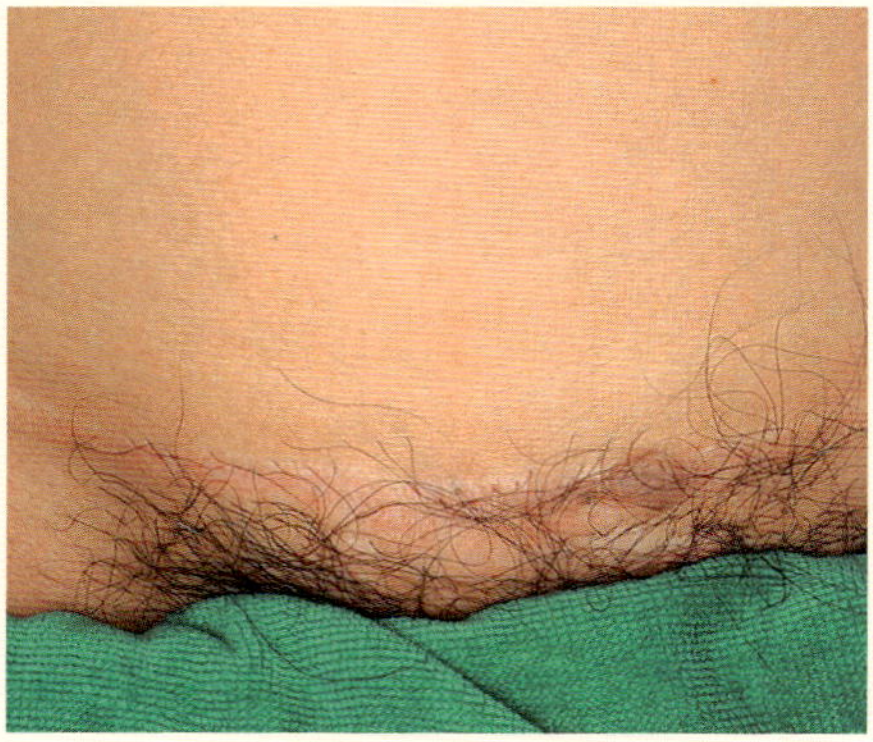

■治療後

症例① 46歳 通院期間 3年

子宮筋腫の手術痕が、肥厚性瘢痕になってしまい治療に来られた患者さんです。体質によりこのような肥厚性の瘢痕になる場合があります。ご本人の希望で瘢痕形成術は行わず、内科的レーザー治療とステロイドのテープ剤、肥厚性瘢痕を抑える内服液で治療を行いました。

手術痕（2）

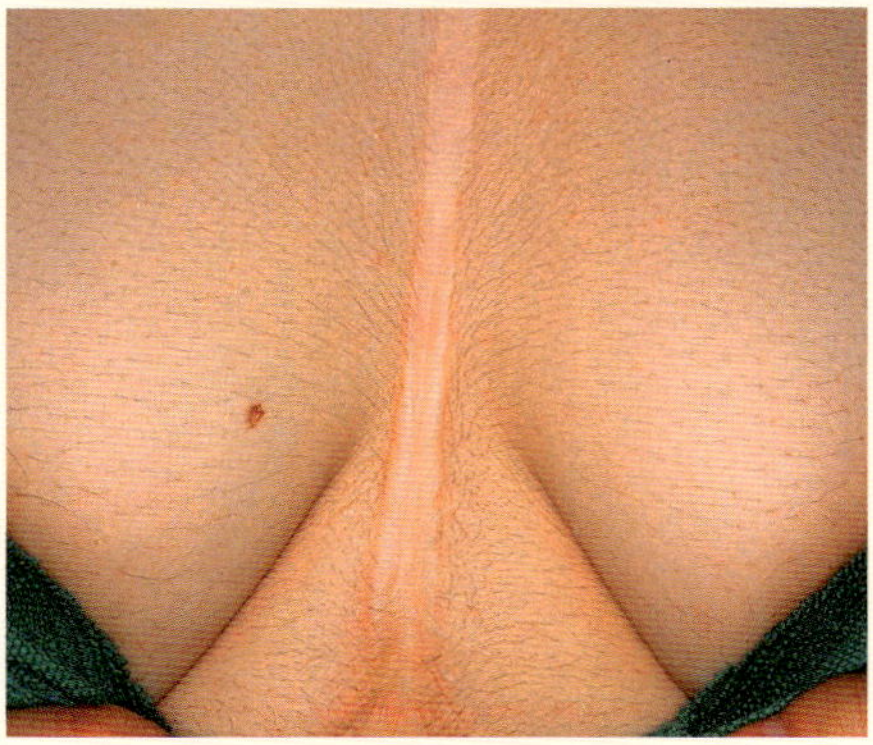

■治療前

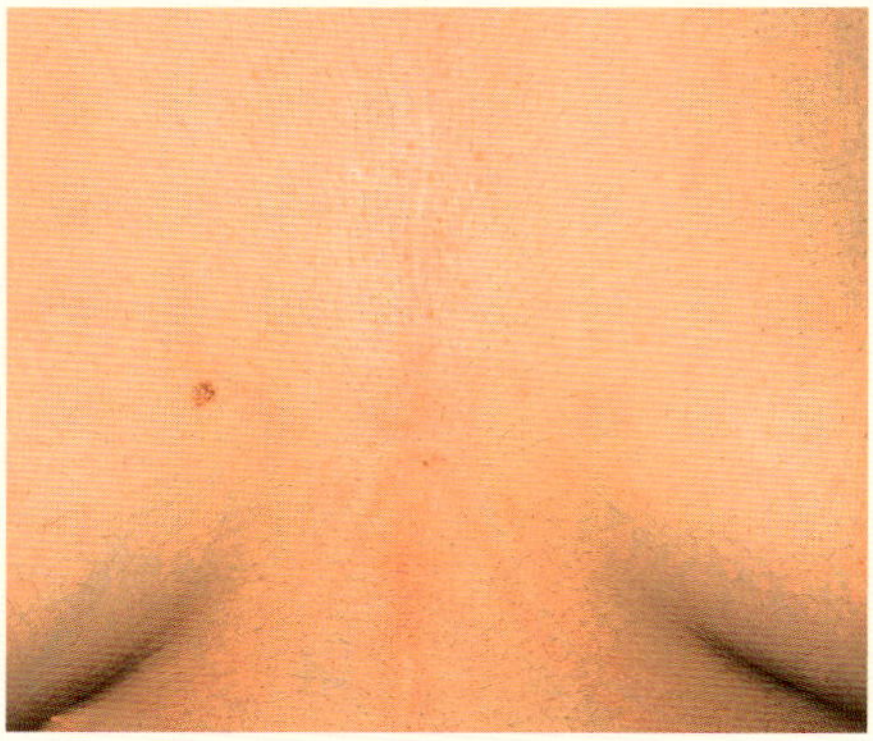

■治療後

症例② 18歳 通院期間 1年10ヵ月

2歳の時に、心臓の手術を行った患者さんです。成長と共に胸部の手術痕が目立ってきたため18歳のときに来院されました。ケロイド体質ではなかったので瘢痕形成手術も行いました。同時に炎症を防ぐための内科的レーザー治療を行い、傷あとはきれいになりました。

ケロイド(1)

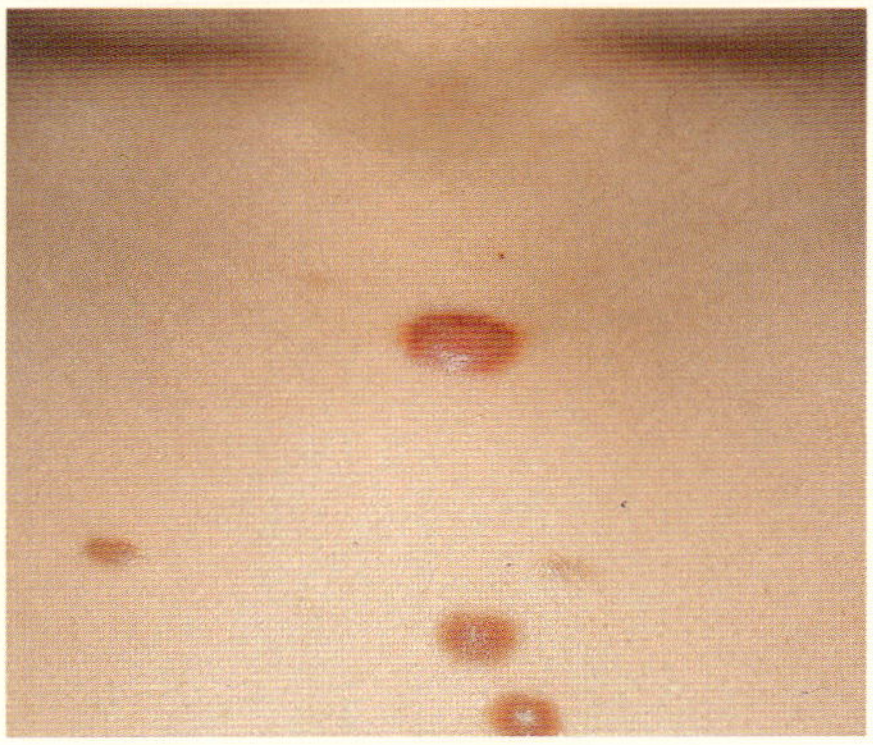

■治療前

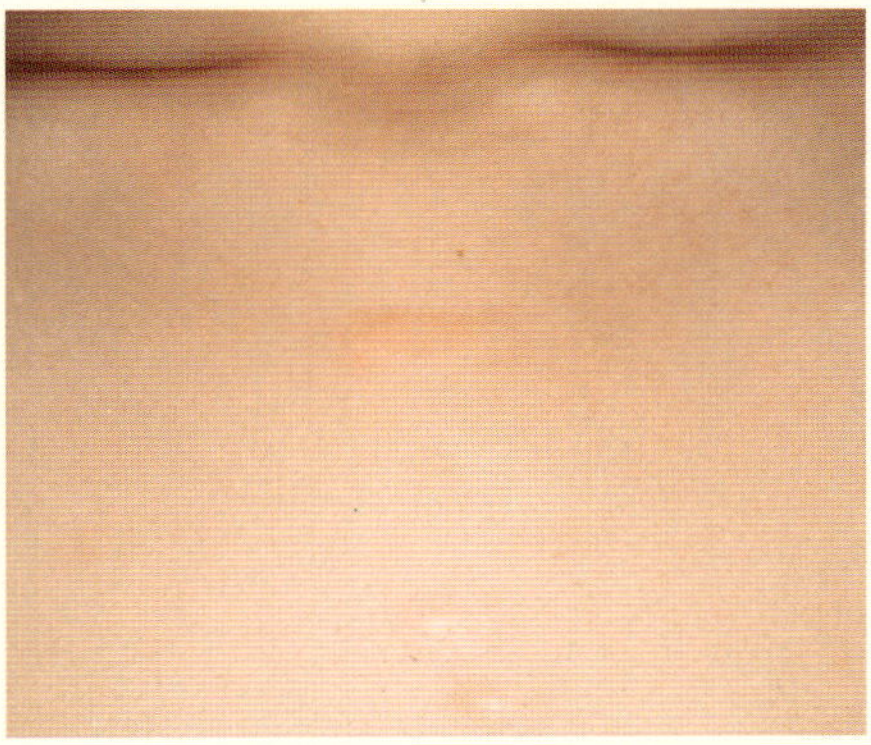

■治療後

●症例① 18歳 通院期間 1年9ヵ月

まだ10代の女性の患者さんです。前胸部のニキビの痕がケロイドになってしまいました。できるだけ早く治したいとの希望で、最初は週に1～2回のペースで、かゆみや痛みが軽減されてからは月1回のペースで内科的レーザー治療を行いました。皮膚にあとが残らずに回復終了しました。

ケロイド(2)

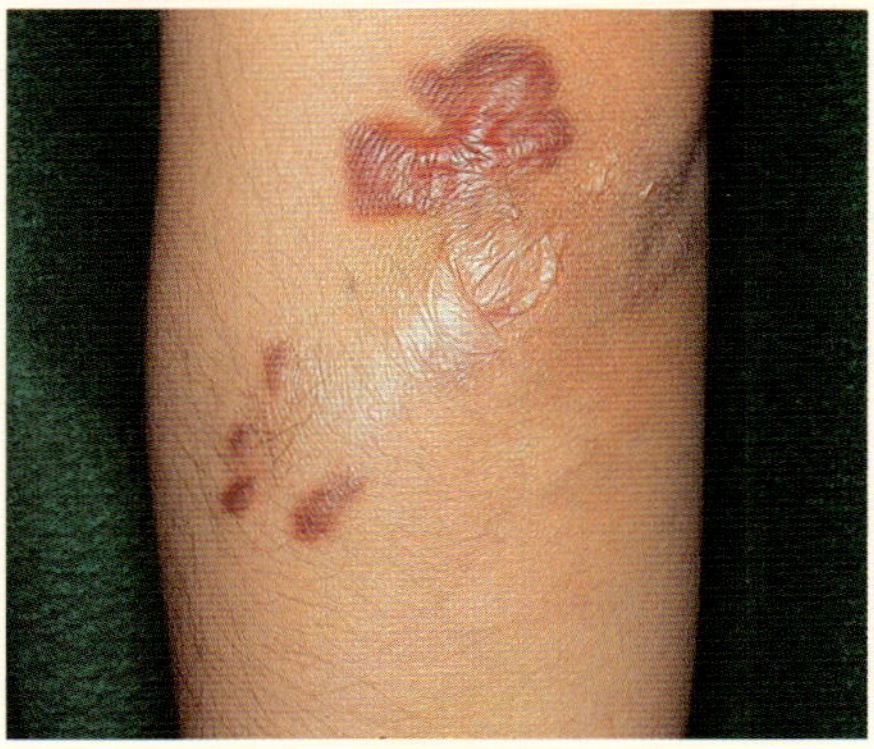

■治療前

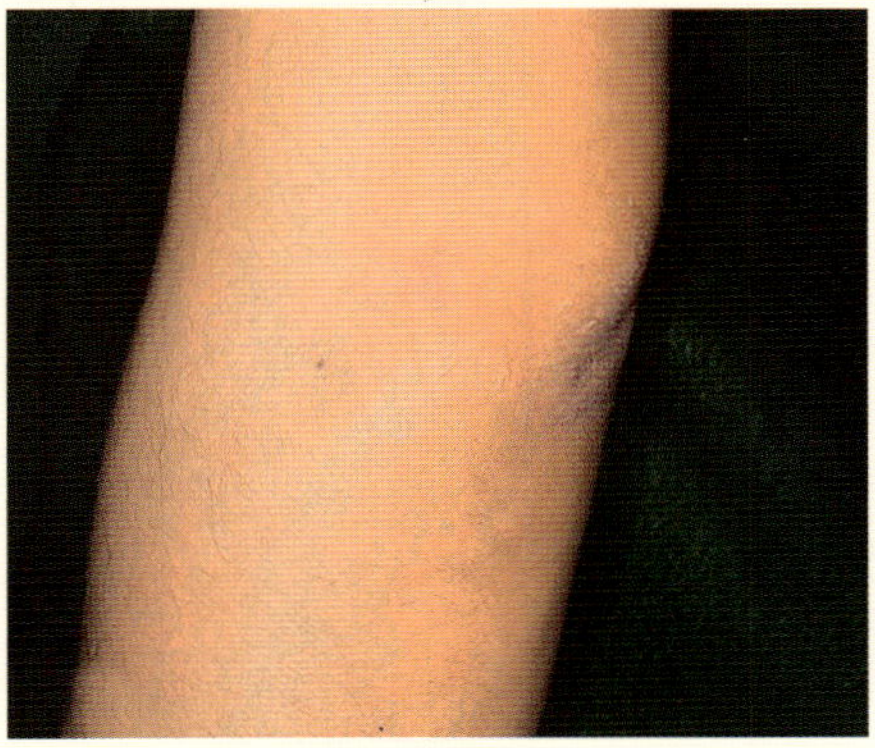

■治療後

●症例② 37歳 通院期間 9ヵ月

肘にけがをして手術をしたのですが、手術あとがケロイドになってしまいました。肘なので動かすことも多く、動かすたびに痛みがあり、生活にも支障が出てきたため改善したいと来院されました。内科的レーザー治療と外科的レーザー治療の併用で凸凹と色素沈着が改善されました。

シミ(1)

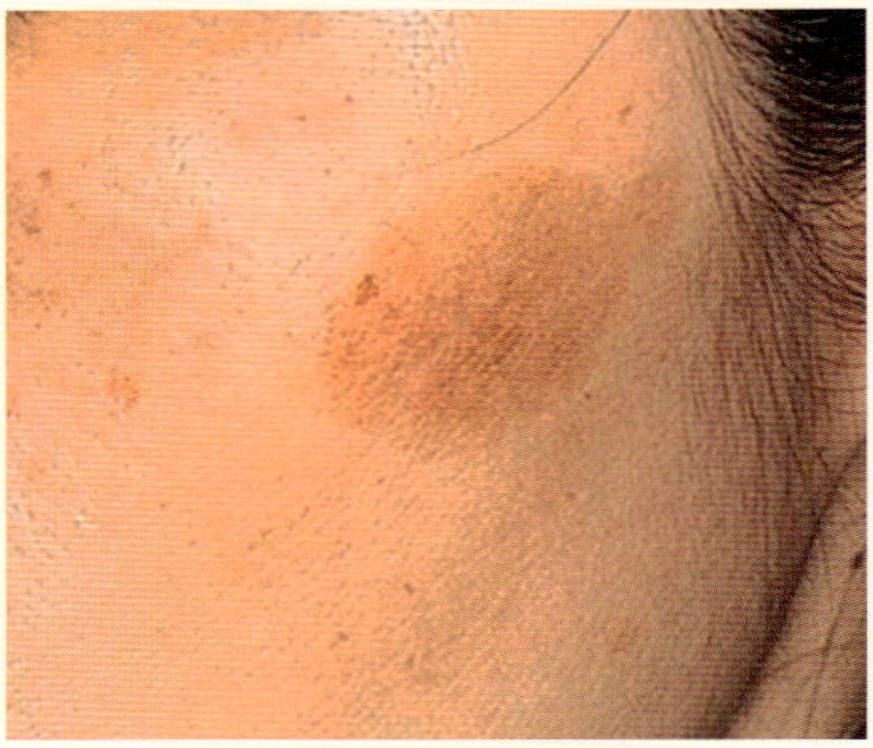

■治療前

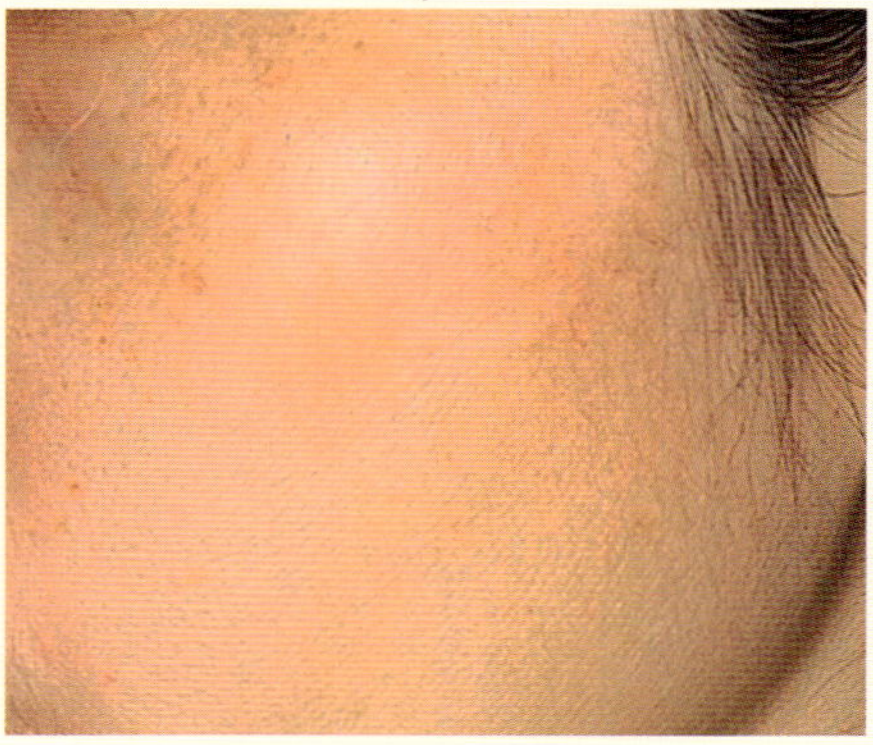

■治療後

●症例① 21歳 通院期間 6カ月

紫外線によって、年代に関係なく肌質の弱い人に出現するいわゆる老人斑です。紫外線は皮膚の細胞にダメージを与える活性酸素を増加させる最も大きな原因の一つです。

Qスイッチルビーレーザーによる外科的レーザー治療1回で老人斑が消えきれいになりました。

シミ(2)

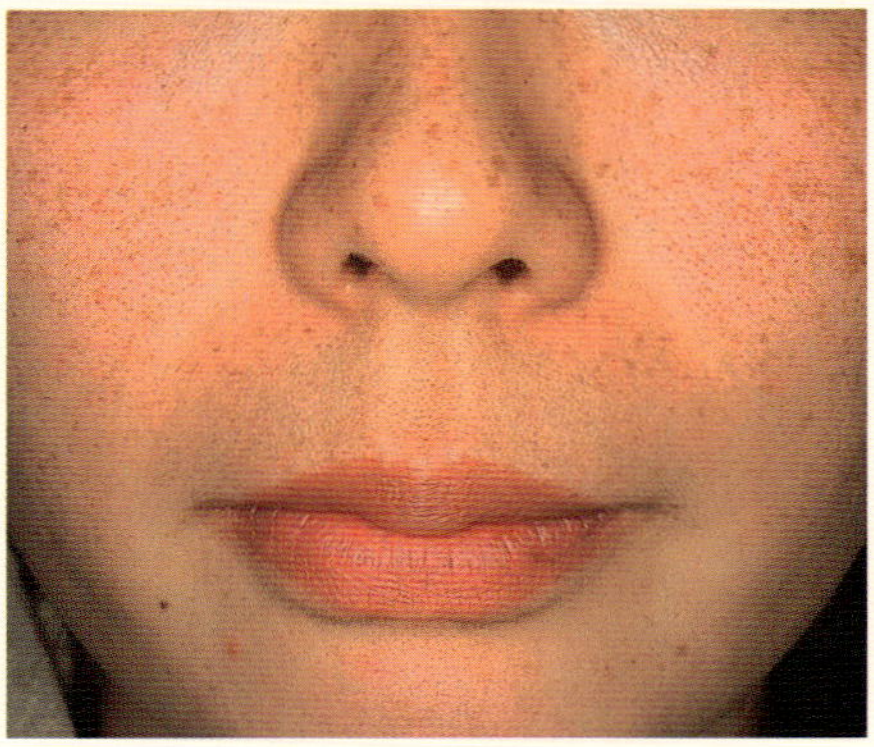

■治療前

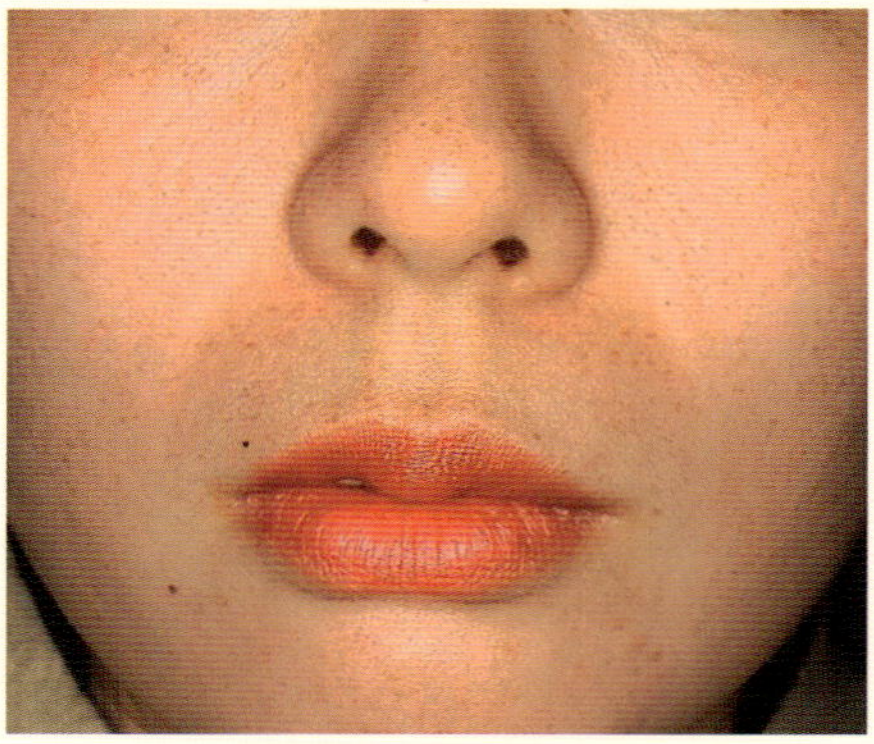

■治療後

●症例② 29歳 通院期間 3カ月

生まれつき頬と鼻にソバカスがあった患者さんです。思春期をすぎる頃から数が増え始めレーザー治療のことを知り来院されました。

外科的レーザー治療1回、内科的レーザー治療で炎症を抑え3カ月でソバカスはきれいに取ることができました。

ホクロ(1)

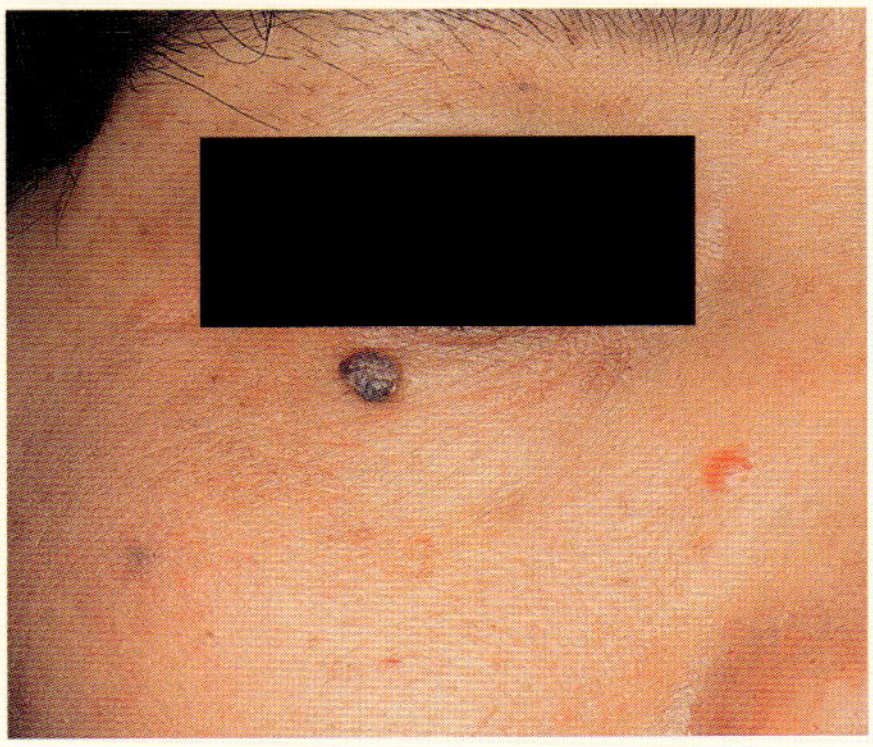

■治療前

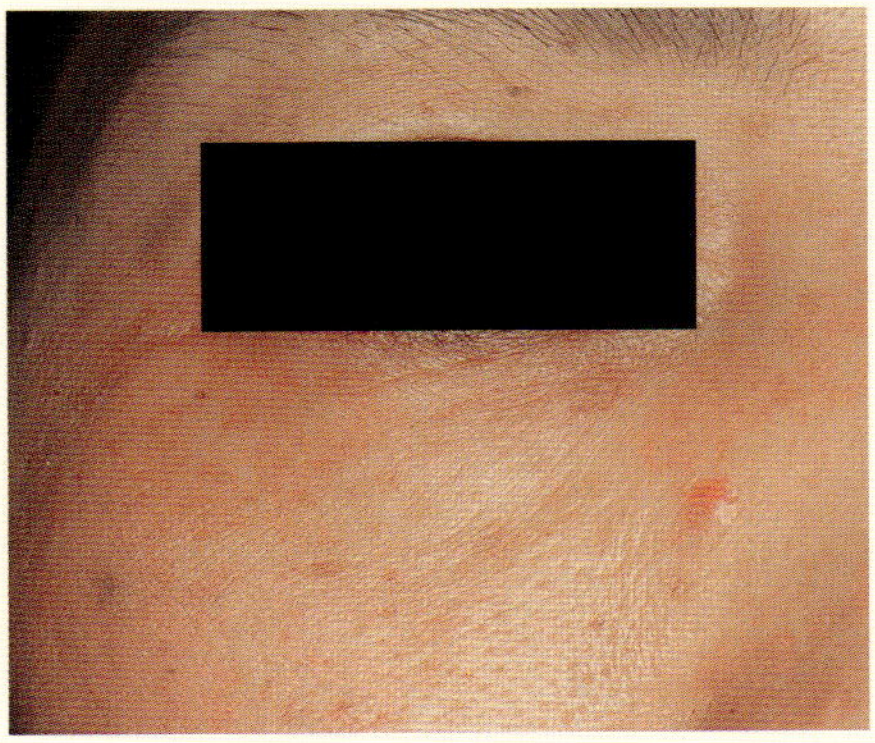

■治療後

●症例① 46歳 通院期間 3ヵ月

生まれつきあった顔のホクロに10歳ころからずっと悩んでいて、40歳を過ぎてやっと勇気が出たので来院したそうです。このように人知れず悩んでいる方が多くいらっしゃいますがわずか3ヵ月のレーザー治療で、きれいに消せるのですから、是非早目にご相談ください。

ホクロ(2)

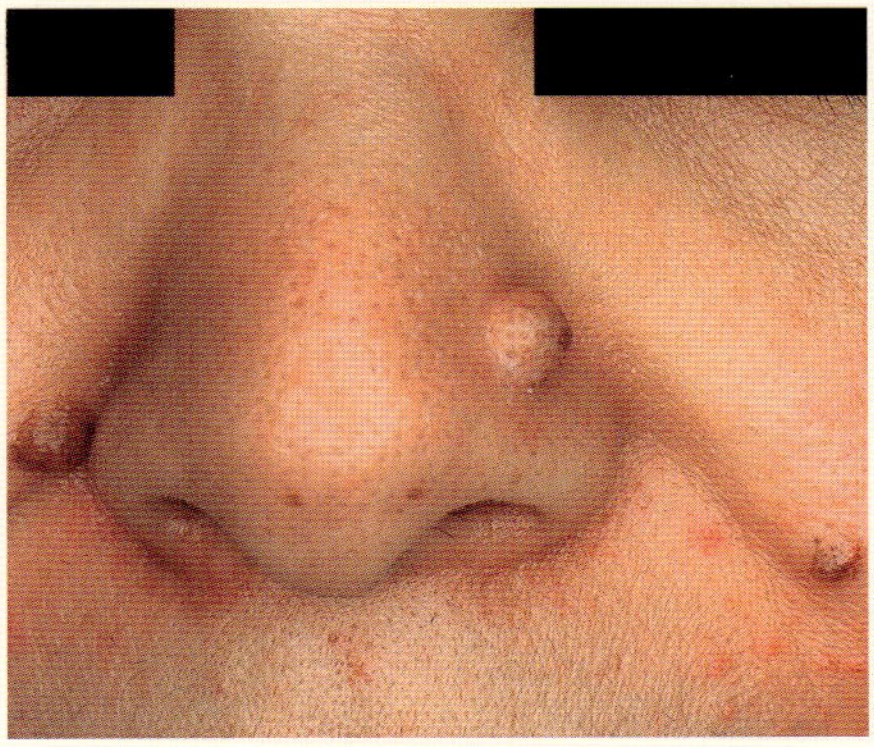

■治療前

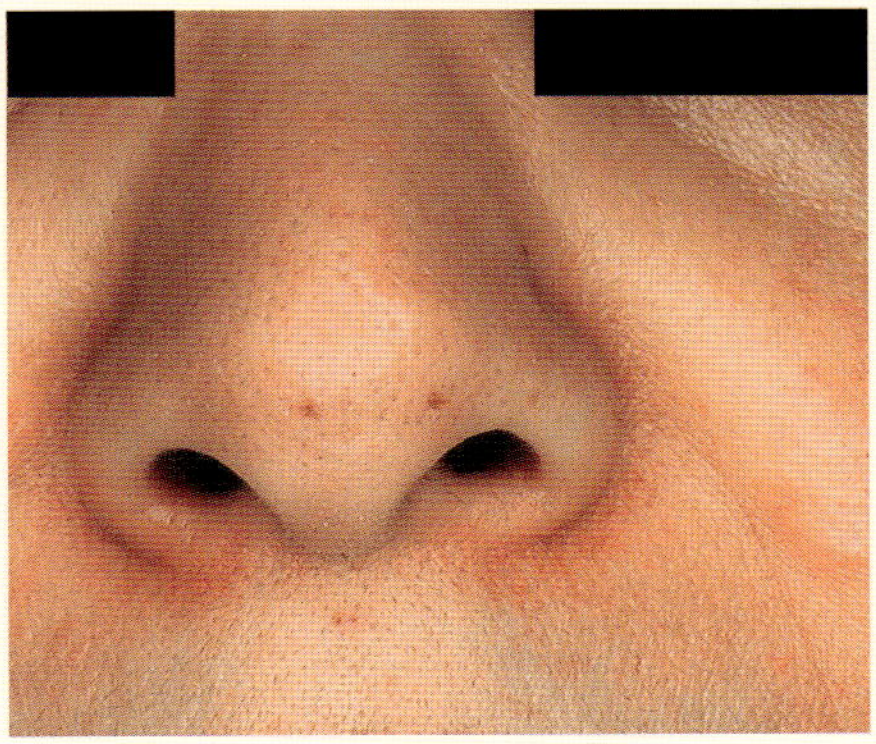

■治療後

●症例② 50歳 通院期間 1年

若いころは目立たなかったそうですが、鼻の近くにホクロが3つあります。齢を重ねるごとに大きくなり数も増えてきたので、レーザー治療を希望されて来院されました。鼻の上にあるホクロは3回に分け、残りの2つはそれぞれ1回で取り除くことができました。

花粉症・アレルギー性鼻炎

即効性と持続性に優れた最新レーザー治療で鼻が通り、鼻水が出なくなる

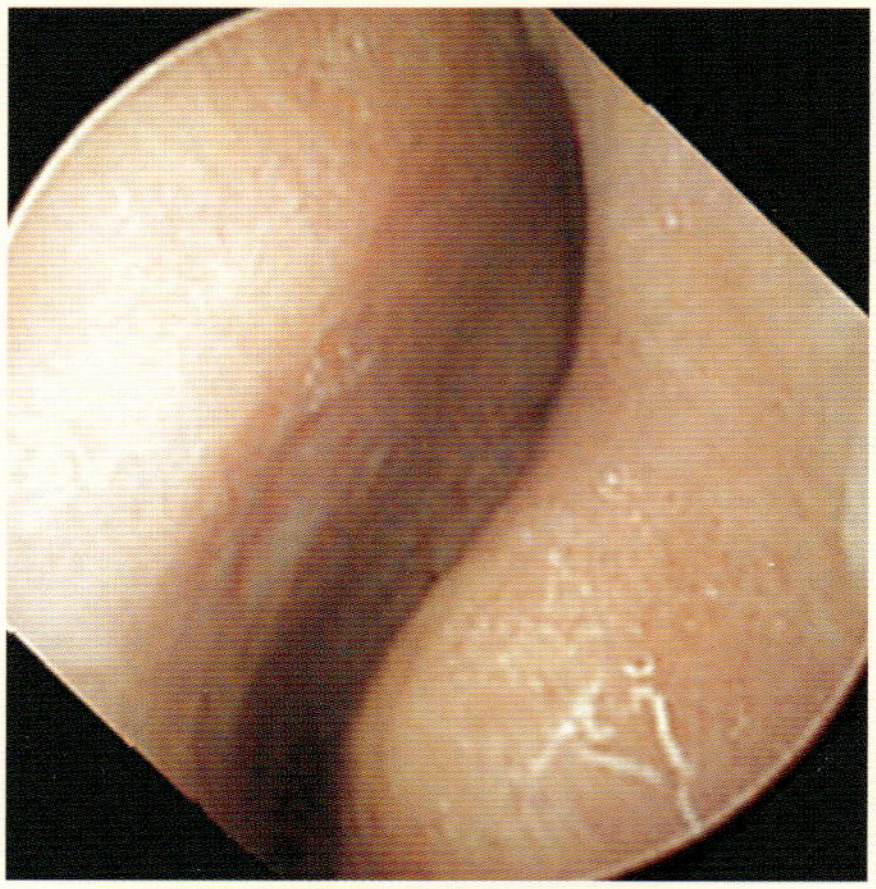

■治療後

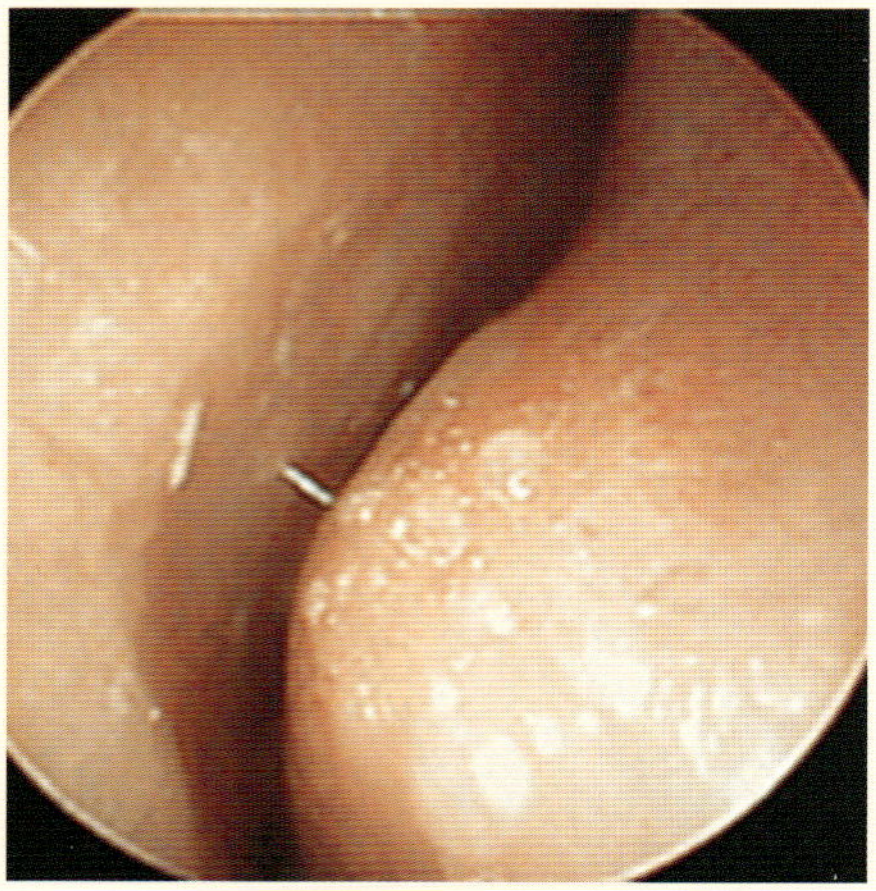

■治療前

即効性と継続性に優れたレーザー治療

花粉症は、鼻の中の下鼻甲介《かびこうかい》（鼻の中のひだ部分）が、花粉の抗原に反応して炎症を起こして腫れ上がり、鼻水が出て鼻が詰まった状態になります。これまでにも予防療法や対症療法など様々な治療法が行われ、レーザーの治療も以前から行われています。

一般的に炭酸ガスレーザーによって粘膜を焼きこがす外科的レーザー治療が行われますが、大城クリニックでは、蛋白変性を起こす最新レーザー治療を行っています。痛みや副作用が少なく患者さんに負担がかからない治療法です。そのうえ即効性があることが最大の特徴です。個人差はありますが、1回の治療で通常でも3〜7日で鼻が通り鼻水が出なくなります。早い人では翌日にも効果が現れる人もおり、シーズン直前やシーズン中でも治療が可能です。

Column 9

内科的レーザー治療のさらなる発展と広がり

様々な痛みの治療、スポーツペイン、不妊症治療などに応用されています

内科的レーザー治療（LLLT）は弱いレーザーを照射して、生体反応の活性化を利用する治療です。レーザーを照射したときに組織が活性化するという光作用の結果、血行促進、血管新生、消炎作用などの様々な生体反応が起こります。すると、わたしたちの体の中では、それらの作用が総合的に働くため、血流やリンパの流れが改善し、炎症が取り除かれ、痛みが軽減するといった反応が出てきます。

このように内科的レーザー治療を行うことで、局所の発痛物質の除去ができるため、腰痛、肩関節痛、スポーツペインなど、いろいろな痛みの治療が可能になるのです。また筋疲労の除去やトレーニングの効率化を目的にしたスポーツコンディショニングなどにも応用されています。

近年、内科的レーザー治療はさらなる発展をとげ、局所の血流改善に限らず、全身の血流を改善することで各種ホルモン環境なども整えることができるようになり、更年期障害の治療、不妊症治療にも広く使用され始めています。

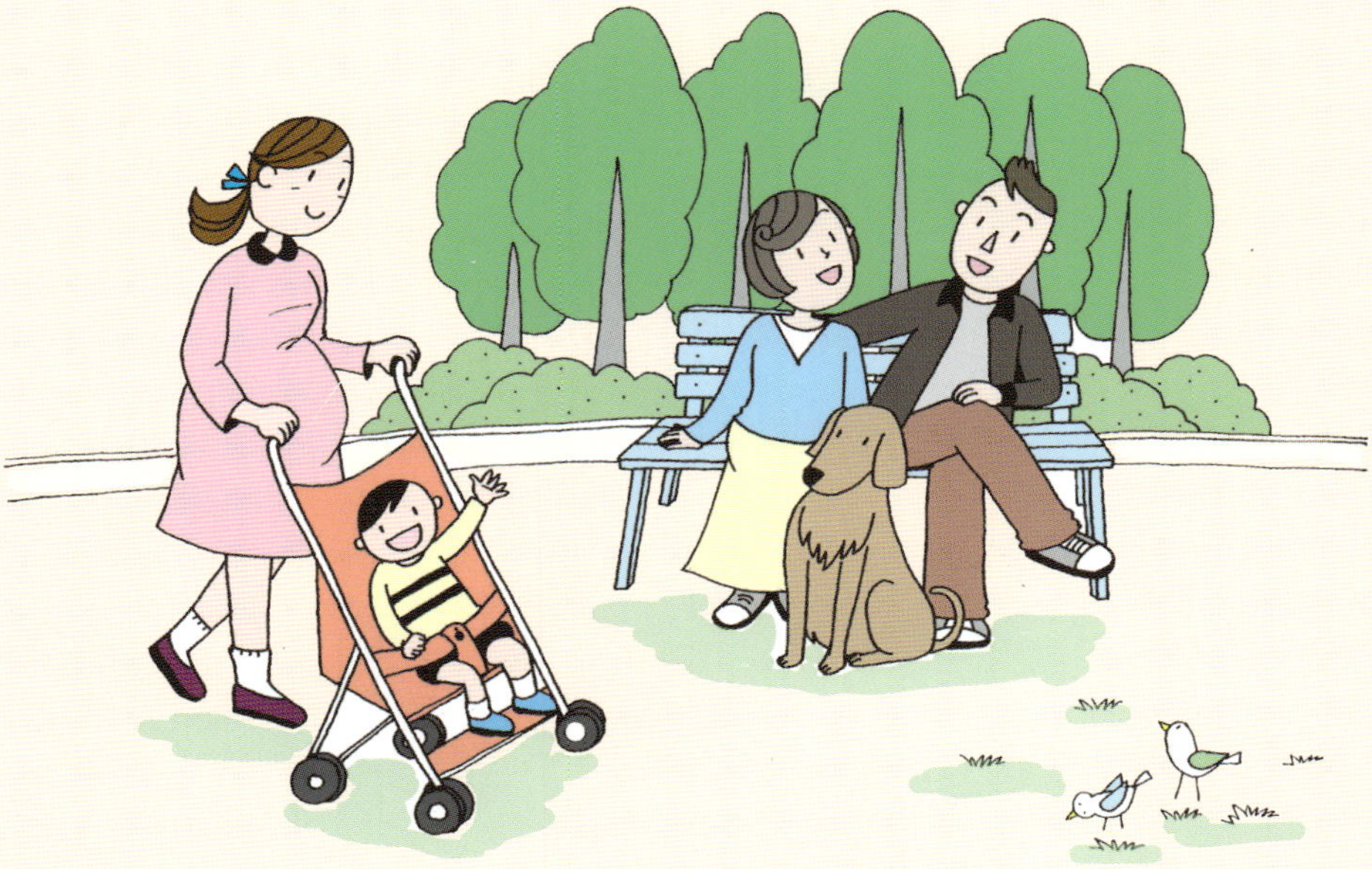

あとがきにかえて

アザで悩まれている多くの方々のために

二〇〇五年に生活情報研究会さんから「傷あとで悩んでいる方のために…」というご要望を受け『切らずに治す「傷あと外来」』という書籍を監修させていただきました。

あれから一〇年経ち「標準的治療になったアザに対するレーザー治療について患者さんや一般の読者向けの本を出版したいので再度協力をお願いしたい」とのお話を頂きました。

アザにはいろいろな疾患があり、またアザ治療はレーザー治療だけで対処できないものもありますので躊躇しました。しかし乳幼児から成人までいまだにアザで悩まれている多くの方々に、レーザー治療という「切らずに治すという選択肢」があることを知っていただき、またアザの原因やアザのレーザー治療の原理などを誤解なくお伝えすることができる患者さん向けの本であるならば、との思いから監修をお引き受けしました。

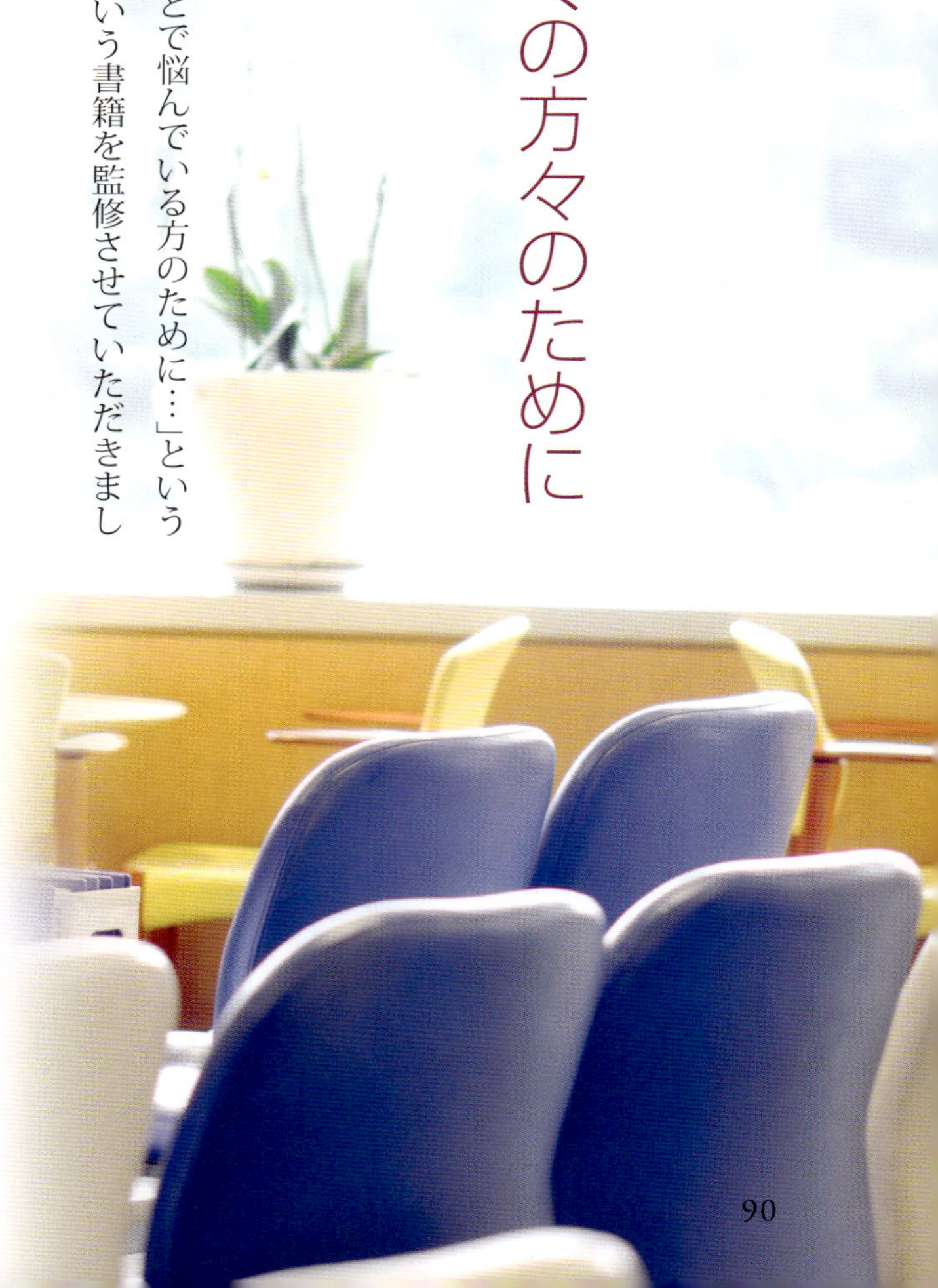

手術が本職の形成外科医である私がアザの治療にレーザーを導入しようと決心して、一九七五年に工業用レーザーを米国から輸入し、日本で初めて臨床使用を始めてはや四一年が経ちました。

メスを用いた手術よりも、傷あとなく結果が出せるレーザーの治療に魅せられ、研究、臨床を行ってまいりましたが、今やアザ治療の選択肢の中でもレーザー治療は重要になってきており、特に太田母斑をはじめとする青アザでは、レーザー治療が第一選択となりました。

レーザー医学、レーザー治療が確立した分野となり、皮膚科形成外科領域において、なくてはならない治療手技になったことは、レーザー治療一筋に診療にあたってきた私にとって、大変喜ばしいことであります。

導入当初は医療用レーザー機器などなかったため、自ら工業用レーザーを改良し調整することで、アザ治療に適した治療機器の開発をし、臨床応用しておりました。レーザー機器は高価な精密機器で故障も多かったため、臨床結果を出していくためにレーザー機器の日々のメンテナンスは不可欠でした。安定したレーザーの照射出力、均一な照射密度、均一の光軸が得られているかの日々の綿密なチェックは、再現性のある良質なレーザー治療を行うためには必要かつ重要な条件だったのです。

現在のレーザー治療機器は小型化が進み、誰もが扱えるようになっていますが、精密機器であることには変わりなく、メンテナンスが重要であることについては、一九七〇年代も今も変わりはありません。

また、アザのレーザー治療を提供する医療側も四〇年で大きく変わってきました。もともとレーザーは手術療法に代わる新しい医療技術として導入が進みました。そのため形成外科を中心に臨床使用されてきましたが、治療原理の確立とともに、他科でも積極的に導入されるようになってきました。

今や皮膚科、形成外科領域のみならず、美容皮膚科、美容外科の多くの先生方がレーザーを使用するようになってきております。

ところがレーザー治療の原理に立ち返ってレーザー治療の真理を追究しながら診療にあたっている先生方はかつてに比べると少なくなってきたように思えてなりません。数多くのレーザー治療機器が開発され、また高性能化し、各レーザーに対しての適応疾患がある程度決まってきている現状では、医療者が治療原理をあまり考えなくとも治療が成り立ってしまうことが多くなってきたからです。

一方患者さんからは「レーザーって当てればすぐ治る簡単な治療なのですよね」とか「どの病院で受けても同じ結果が出せるのですよね」などのご質問を受けることもあり、レーザー機器があればなんでもできるといった簡単な感覚で来院される方も少なくないのが現状です。

そのため診療ではどのようなアザなのか、なぜレーザー治療がアザ治療に有効なのか、治療によって得られる効果、また起こりうる副作用、治療期間などについてもすべて患者さんにお話し、ご納得いただいた上で治療にあたるようにしております。

レーザーが発明されて半世紀が経ち、レーザー治療は広く普及し、身近な標準的な治療になりました。ところが本来理解されるべきレーザー治療の原理、レーザー機器のメンテナンスの重要性が軽視され、十分な説明がなされないがために患者さん自身も治療に対する誤解が生じていることも否定できないと思っており、危惧しておりました。

そのため本書では、アザをお持ちの患者さんの目線に立って、正確な医療情報の提供とともに患者さんが治療を選択するときの助けになってもらえればと考え、各アザの特徴をわかりやすく解説し、各アザのレーザー治療の原理を説明するようにいたしました。

アザをお持ちの患者さん、そしてご家族の方々が本書を読まれ、今後の治療の取り組みに対しての一助になれれば幸いに存じます。

二〇一五年初夏

大城クリニック院長　**大城　俊夫**

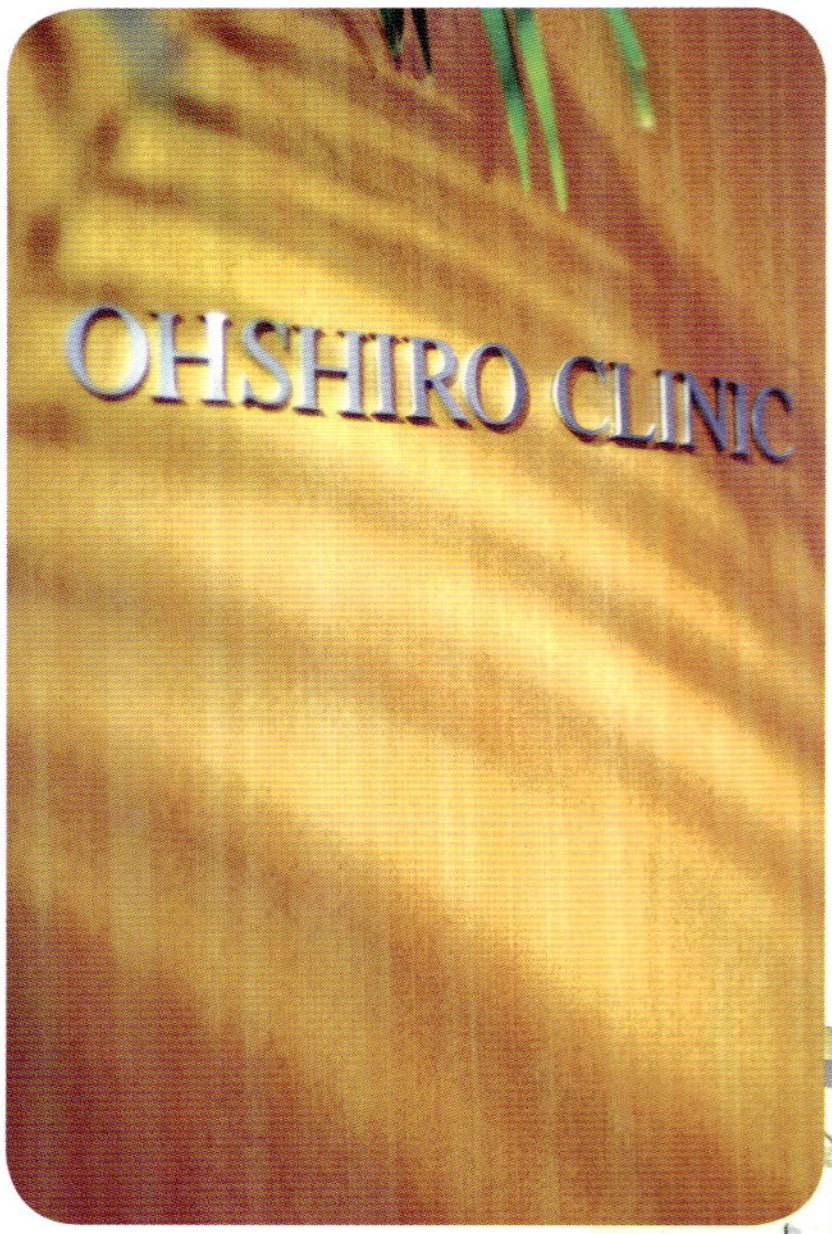

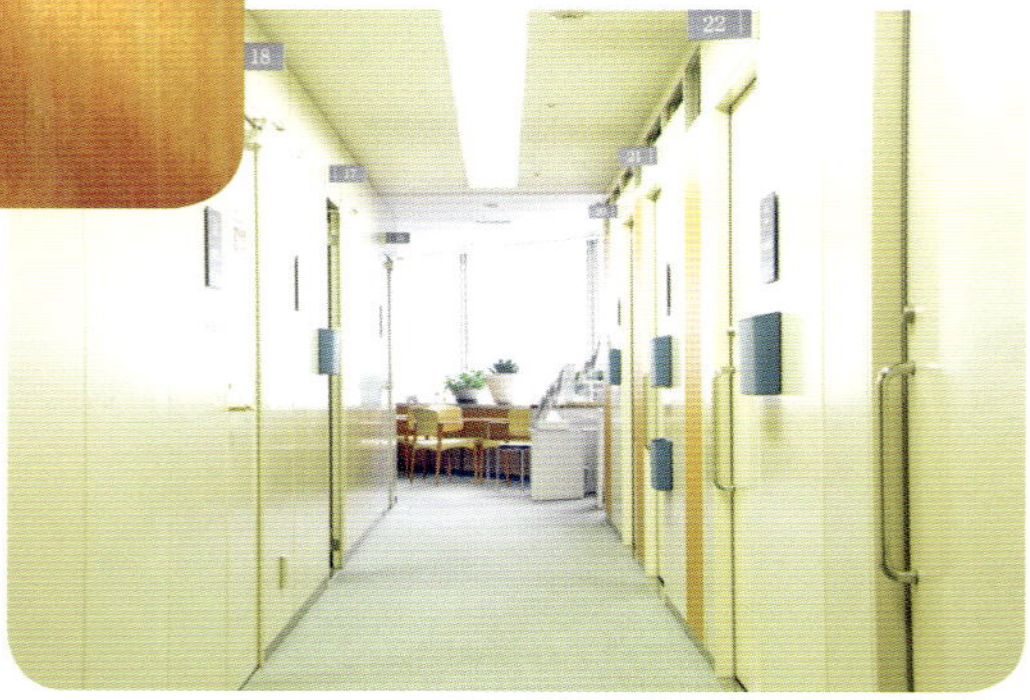

※本書の掲載記事および写真に関しては、個人情報保護法の規定に基づき、
個人を特定する氏名は仮名とし写真には目隠し加工をしております。

編者・取材協力・監修

編者

生活情報研究会
編集者、ライター、ビジネスパーソン、主婦、学生まで多彩なメンバーで構成されたアクティブな研究集団である。
教育、医療、健康、趣味など、現代生活で求められている情報を収集し、メディアを通じてわかりやすく提供している。足で集めた情報量と質には定評がある。

主な作品
「こんな節約のコツ」「幕末ものしり手帳」「光治療で赤ちゃんができた」「これで楽になる花粉症」「切らずに治す傷あと外来」など多数。

取材協力
医療法人社団慶光会
大城クリニック
日本医用レーザー研究所

監修

医療法人社団 慶光会　理事長
大城クリニック　院長
医学博士 **大城俊夫**

1939年生。1965年慶應義塾大学医学部卒業。1966年慶應義塾大学病院形成外科入局。米国シンシナティ大学留学を経て静岡日本赤十字病院形成外科初代部長。国際レーザー治療学会初代会長を歴任。1975年大城クリニック及び日本医用レーザー研究所開設。日本のみならず世界でも著名なレーザー医学のパイオニア

主な役職
・慶応義塾大学医学部元客員教授・ハルピン医科大学名誉教授・エレバン経済法律大学名誉教授・日本医用レーザー研究所所長・英文雑誌「Laser Therapy」編集長・国際レーザー医学会会長・世界レーザー治療学会名誉会長・日本レーザーリプロダクション学会名誉理事長・慶應医用レーザー研究会副会長・日本レーザー治療学会副理事長・世界レーザー医学連合会事務局長・日本レーザー医学会顧問・アジア太平洋レーザー医学会顧問・アメリカレーザー医学会理事・国際レーザー専門医・日本レーザー医学会指導医・レーザー専門医・日本形成外科学会専門医

医療法人社団 慶光会　副理事長
大城クリニック　副院長
医学博士 **大城貴史**

1971年生。1996年慶應義塾大学医学部卒業。
・慶應義塾大学医学部非常勤講師・日本形成外科学会評議員・日本レーザー医学会理事・日本レーザー治療学会理事・アジア太平洋レーザー医学会事務局長・日本レーザーリプロダクション学会評議員・日本レーザースポーツ医科学学会理事・国際レーザー専門医・日本レーザー医学会指導医・レーザー専門医・日本形成外科学会専門医

医療法人社団 慶光会
大城クリニック　副院長
医学博士 **佐々木克己**

1957年生。1982年慶應義塾大学医学部卒業。
・慶應義塾大学医学部非常勤講師・国際レーザー専門医・日本レーザー医学会指導医・レーザー専門医・日本形成外科学会専門医

切らずに治す
「アザ外来」

2015年8月8日　初版第1刷発行

編　者　　生活情報研究会
発行者　　池田雅行
発行所　　株式会社ごま書房新社
〒101－0031
東京都千代田区東神田1-5-5
マルキビル7F
TEL 03-3865-8641（代）
FAX 03-3865-8643
制　作　　株式会社フジックス
印刷製本　創栄図書印刷株式会社

ISBN 978-4-341-13244-6　C0047